运动医学不能助消只能加
强不能减弱要互运动实践
中发挥作用

读无晋年闲恩来总理扬余
锦城敬题
一九元月

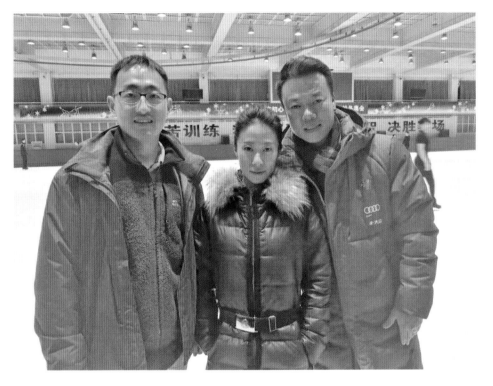

本书主编杨渝平（左一）与申雪（左二）、赵宏博（左三）合影

合理运动，快乐运动，健康运动!

祝出版顺利!

主 编 敖英芳 杨渝平 **副主编** 段晓宇 魏林苇 苗 欣

EXPERTS TALK ABOUT SPORTS INJURIES

运动损伤那些事

五十肩："三部曲"让你的肩膀活起来
腱鞘炎：每天一分钟手指关节小动作，让你远离腱鞘炎
网球肘：只需一瓶矿泉水，实现自我康复不是梦

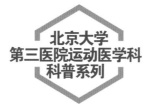

北京大学
第三医院运动医学科
科普系列

山东科学技术出版社
·济南·

图书在版编目（CIP）数据

运动损伤那些事 / 敖英芳，杨渝平主编 . — 济南：
山东科学技术出版社，2020.1（2022.1 重印）
ISBN 978-7-5723-0009-7

Ⅰ . ①运…　Ⅱ . ①敖…　②杨…　Ⅲ . ①运动性
疾病－损伤－康复　Ⅳ . ① R873

中国版本图书馆 CIP 数据核字 (2019) 第 296516 号

运动损伤那些事
YUNDONG SUNSHANG NAXIESHI

责任编辑：张丽炜
装帧设计：佳木水轩

主管单位：山东出版传媒股份有限公司
出 版 者：山东科学技术出版社
　　　　　地址：济南市市中区英雄山路 189 号
　　　　　邮编：250002　电话：（0531）82098088
　　　　　网址：www.lkj.com.cn
　　　　　电子邮件：sdkj@sdcbcm.com
发 行 者：山东科学技术出版社
　　　　　地址：济南市市中区英雄山路 189 号
　　　　　邮编：250002　电话：（0531）82098071
印 刷 者：济南新先锋彩印有限公司
　　　　　地址：济南市工业北路 188-6 号
　　　　　邮编：250101　电话：（0531）88615699

规格：小 16 开（170 mm×240 mm）
印张：9　字数：130 千　印数：5001~9000
版次：2020 年 1 月第 1 版　印次：2022 年 1 月第 2 次印刷
定价：38.00 元

主编简介
Editor in Chief

敖英芳，主任医师，教授，北京大学第三医院运动医学研究所所长，从事临床工作36年。专长于运动损伤性伤病的临床治疗，重点是关节镜下微创治疗膝关节伤病的手术、膝关节韧带损伤的修复与重建、软骨损伤的修复等。任中华医学会第二十五届理事会常务理事，中国体育科学学会副理事长，中华医学会运动医疗分会主任委员，全国关节镜学组组长，中国运动医学会副主任委员，中国医师协会内镜分会副会长，白求恩公益基金会运动医学分会主任委员，亚洲关节镜学会前任主席，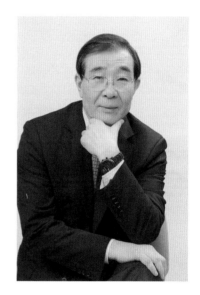亚洲关节软骨修复学会创始人之一，国际关节软骨修复学会（ICRS）常委，ICRS-CHINA 创始人、主席。享受政府特殊津贴，国家卫健委有突出贡献专家。作为第一责任作者，在国内外学术期刊上发表论文 300 余篇，其中 SCI 论文 80 余篇（最高影响因子 19.79）。获得国家级及省部级科研基金 20 余项，经费 1700 余万元。主编、主译、参编专著 14 部，获国家科技进步二等奖 1 项，省部级科技进步一等奖 2 项、二等奖 7 项；获第九届吴阶平医学奖、保罗·杨森药学奖一等奖（运动医学）。

主编简介
Editor in Chief

杨渝平，博士，副主任医师。现任北京大学第三医院崇礼院区副院长，人事处副处长。1999年进入北京大学第三医院工作至今。师从敖英芳教授，致力于运动医学、康复医学、关节镜微创手术等的临床和基础研究，比较擅长肩、肘、膝、踝和跟腱等相关疾病的治疗，尤其是关节镜微创手术治疗技术。现任中华医学会创伤学分会创伤急救与多发伤学组委员，中华预防医学会骨与关节疾病预防与控制专业委员会委员，中国生理学会运动生理专业委员会委员，北京大学第三医院教学管理委员会青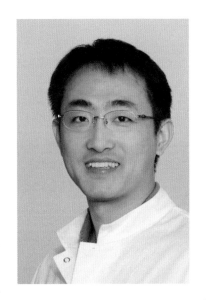年委员；任北京市健康科普专家，北京大学医学部教师教学发展中心研修导师；《创伤外科杂志》编委及审稿人，《中华创伤杂志》（英文版）审稿人。以第一作者发表专业SCI论文2篇，国内核心期刊论文15篇；还发表教学论文1篇，管理类论文2篇；承担各类课题5项。主译《运动损伤学：预防、治疗与康复》，参编参译著作近10部。两次获得北京大学和北京大学医学部优秀教师奖，还获得全国第二届医（药）学院校青年教师教学基本功比赛特等奖，北京高校第八届青年教师教学基本功比赛一等奖，全国第二届高校青年教师教学竞赛、自然科学应用学科组一等奖，曾获全国医药卫生界"生命英雄"称号，2015年获全国五一劳动奖章。

写在前面
Foreword

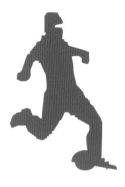

人不是因为聪明而成长，而是因为勤奋才成长！

笔者认为，一个人只要找到自己认定的目标，就应该一直朝着这个方向努力，即使中间出现其他诱惑，也不为所动，坚定不移地朝着这个方向努力，那么到达终点肯定会比别人更快，因为你走的是直线，而非曲线。将医学知识科普化就是笔者一直追求和努力的方向！

笔者认为，将医学知识科普化是医生的一种社会责任。通过科普的形式推广传播医学知识，可以让更多人了解医学、走近医生。这么做至少有两个方面的好处：其一，老百姓了解了医学常识，就诊看病时，与医生沟通会更加顺畅，能明白医生处置的用意，不易产生误解；其二，在对医学知识进行科普化的过程中，医生自身也能边学习边成长，试着与患者换位思考，帮助自己更快成长。

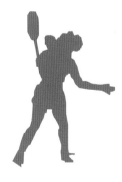

医疗技术的进步加上医生自身的成长，促使医生可以参与科普的形式越来越多样。最初的现场授课，电话、网络咨询，现在的自媒体平台，为广大医务工作者进行

医学科普宣教提供了良好的环境。笔者自在微信公众号发文始，陆续收到多家媒体的邀约，并开始在自媒体平台上发表科普文章，收到了意想不到的效果。特别是对关节疾病的相关内容，很多读者阅读后均从中受益颇多。仅一年时间，笔者在头条 APP 上的粉丝数量就已积累上万了，在搜狐平台上发表的医学科普文章累积阅读量也已达 1500 万次。看到众人受益，笔者更加坚定了信念，增强了信心，誓将在医学科普创作之路上大步向前！

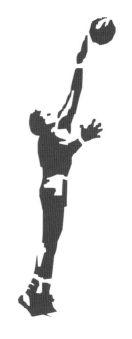

坚持做医学科普，坚持做高质量、好内容的医学科普，是笔者给自己制定的目标。回首医学科普创作之路，经验很多，教训亦不少，这些都使我收获良多，比如不断完善科普形式，发掘新的内容，同时收获更多知识，结交很多朋友……最重要的是，做医学科普，将原本深奥的专业知识用简单的科普形式讲述出来，并让更多人了解，这是一件非常令人愉快的事情！

现在，正处于知识共享的时代，将专业理论知识用通俗易懂的语言变成普通百姓都可以听得懂的故事，正是笔者所追求的，希望这本书可以做到。

杨渝平

2019.7.28

于北京大学第三医院

目 录
Contents

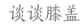

谈谈跟腱

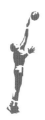

运动·健康·生活

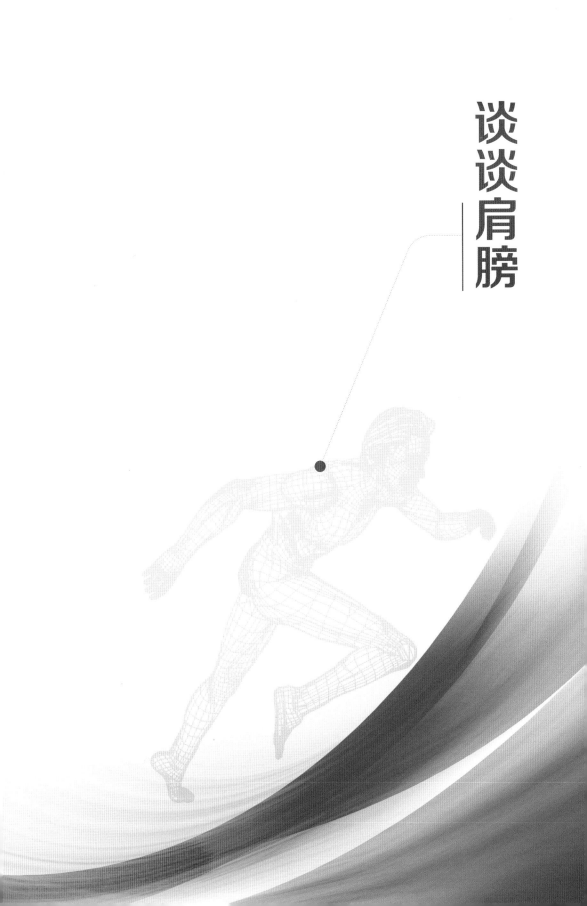

谈谈肩膀

突如其来的肩膀痛

肩部是人体活动度最大的关节。临床上，我们特别喜欢把肩比喻成"海豹鼻子上顶着的球"，这说明了肩关节的不稳定性，就好比海豹鼻子上顶个球，稍有不慎就掉下来一样。可见，肩关节是很容易受到损伤的。

38岁的于女士是位瑜伽爱好者，每周都会有固定的时间练习瑜伽。对于不爱跑跑跳跳的她来说，瑜伽是塑身锻炼的最佳选择。

可就在半年前，瑜伽教练在纠正她动作的时候，稍微往后掰了一下她的肩膀，至此之后，她的肩膀就出现了明显的疼痛，休息都不见好转，到现在已经半年了，严重影响到她左肩的运动能力，同时肩关节出现了明显的弹响，抬肩的时候疼得不行，尤其是用力背手的时候疼得更加厉害。

到医院检查发现，是我们说的SLAP损伤，也就是肩关节内撞击综合征，可能要手术了。

肩关节内撞击综合征是一种在临床上挺常见的运动损伤，但是绝大多数的临床医生或者说临床骨科医生都不太了解这个病。这个病被认识的时间很短，传播的范围也很小，很多患者发病很多个月甚至很多年都没有被诊断出来，因此病情一直难以得到缓解，是一种并不罕见的罕见病。

于女士的经历告诫大家，任何运动都是有风险的，哪怕是我们认为最安全的瑜伽。其实，我们在临床上看到因为练习瑜伽而受到损伤的患者非常多，甚至经常看到因为练习瑜伽导致各个关节包括脊柱损伤的患者。瑜伽在一定程度上说是很容易导致练习者受伤的，尤其是跟教练配合不好或者对自己要求太高的人。瑜伽本来是一种很温和的、帮助练习者平心静气的运动，但是如果对自己要求太高，难免会出现运动损伤。所以，建议大家多参加一些对肌肉力量训练更有效的运动。练习好肌肉力量，才能使关节更稳定。

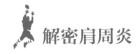 **解密肩周炎**

◎ 什么是肩周炎

肩周炎又称"五十肩"，其主要症状是肩部疼痛，夜间尤其明显。目前，肩周炎的诊断定义比较混乱，大体上有三个含义：一是肩膀痛；二是因肩功能障碍引起的疼痛症，而不是肩周炎的"肩周炎"，因为有更准确的诊断名词来定义，如肩袖撕裂、钙化性冈上肌腱炎、肩峰下滑囊炎、肱二头肌长头腱鞘炎、肩锁关节炎、肩胛上神经卡压症、肩峰下撞击症等；三是特指冻结肩。

冻结肩的确切病因尚不清楚，可能与自身免疫反应或内分泌失调有关。临床发现，很多冻结肩患者合并有糖尿病，且血糖难以控制。一般患者发病期可能无任何明显的原因，只是肩关节不动或少动，久之就可能会发生此病。由于关节缺乏运动，局部代谢障碍，血液及淋巴的循环阻滞，结果在关节周围如关节囊、肩袖、二头肌腱、喙肱韧带等部位发生退行性变化、渗出及纤维化，极大限制肩关节的活动范围。50 岁前后是冻结肩的高发年龄，故又称"五十肩"，中医称为"凝肩"或"漏肩风"。其主要症状除了肩部疼痛外，肩关节前屈、外展、内外旋转均会受到明显限制，很多人的疼痛甚至可以窜到手指尖。时间长了，可能还会出现三角肌萎缩，患者多出现抬胳膊、洗脸、梳头、系纽扣等基本生活功能障碍。

◎ 教你识别肩周炎

生活中，肩膀痛很普遍，提重物、运动过量等都可能会出现肩膀痛。轻度的肩膀痛，大多数人觉得缓缓就能好，严重得扛不住了，才去看医生。

1. 肩膀痛与肩周炎

实际上，大多数的肩关节疼痛都不是肩周炎。形象地说，肩周炎就像个垃圾筐，只要是肩膀痛，大家都认为是肩周炎，就像咱们的垃圾没有分类，甭管什么肩膀痛都往肩周炎上靠。

肩周炎，实际上是肩关节周围炎，或者叫肩关节僵硬，学名叫作冻结肩。僵硬又有两个因素：一个与手术或创伤有关系；另一个是原发性的，没有什么明确损伤原因。肩关节僵硬，或者冻结肩，顾名思义，就是肩关节的各个方向活动都受到了限制。

2. 肩周炎的表现

肩膀痛就是最典型的症状。另一个表现就是肩膀活动明显受限制。从临床来看，主动的活动度和被动的活动度是差不多的。

3. 主动活动与被动活动

主动活动就是可以自主抬手，手可以轻松自如地抬高，且可以抬得很高（比如举过头顶，伸直胳膊达到 180°）。被动活动就是自己放松的情况下，别人帮助抬高手臂到达的位置和主动抬高手臂到达的位置一致。

对于肩周炎患者，抬高手臂的角度或者说抬高的位置只能达到一半，这就说明是活动受限了，是肩周炎的主要特征。

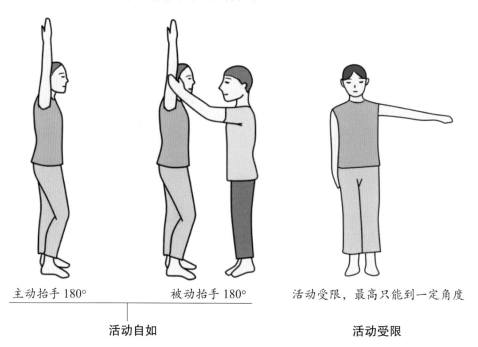

主动抬手 180°　　　　被动抬手 180°　　　　活动受限，最高只能到一定角度

活动自如　　　　　　　　　　　　　　活动受限

肩周炎科学康复"三部曲"

临床发现，绝大多数来看病的患者都经过了不恰当的治疗，如大量使用止痛药，找别人用力按摩、乱掰关节，一味地热疗等。实际上，这部分患者常常错过了最好的治疗时机，甚至因为这些不恰当的治疗而加重病情。

最好的治疗时机就是在刚刚发病的时候，往往通过合理的休息和冰敷治疗，可以很快得到完全性康复。而实际上来门诊的患者一般都很晚，病程普遍超过 3 个月。这种情况的患者只能通过较长时间的科学康复才能得到改善。

如何才是科学康复呢？下面给大家简单介绍一下常用的肩周炎治疗"三部曲"。

1. 热敷

温度控制在 40℃左右，建议用热水袋，因为热毛巾等不如热水袋容易控制温度。每次热敷 20 ～ 30 分钟。这是为了适当促进局部血液循环，利于下一步进行肩关节功能锻炼，也能缓解肩膀疼痛等不适症状。

2. 肩关节功能锻炼

肩周炎患者中最多见的肩关节功能缺陷是外展（抬肩）、外旋和内旋（转肩）困难，所以锻炼内容主要围绕缺陷的功能来进行。主要有以下几个动作：

(1) 弯腰转肩。

(2) 手指爬墙。

(3) 正常一侧的手帮助拉拽患侧肩，拉拽至胸前的动作称为内收，拉拽至背后的动作称为内旋。

扫描二维码
观看内收、内旋动作视频

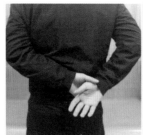

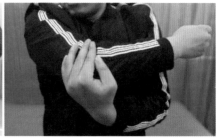

内旋　　　　　　　　　　内收

(4) 患侧上臂紧贴躯干，肘关节弯曲90°，手扶墙面，身体向对侧旋转。

(5) 滑轮拉拽练习。

扫描二维码
观看肩关节体侧外旋动作视频

这些锻炼动作是有要领的，每个动作都要尽量做到最大限度，要有疼痛的感觉或者感觉到了极限。要特别注意的是，动作幅度千万不要过大，以免造成不必要的损伤。动作幅度在锻炼的时候是会逐渐体会的。如果感觉动作达到最大限度，维持1～2分钟，然后再尝试加大一点点动作范围，再坚持1～2分钟。

以上5种动作，只要完成一个循环的锻炼就可以了。如果没有相应的设备条件，滑轮拉拽动作可以不用练习。其他的动作练好了，完全可以收到很好的效果。

3. 冰敷

冰敷是"三部曲"中可供选择的一步。如果锻炼过程中有明显的肿痛感，即使完成训练很久后仍不缓解，就需要进行冰敷。因为在锻炼过程中，你的肩关节周围组织受到了最大限度的牵拉，所以很可能会引起组织的肿胀甚至轻微出血，这时候就要对局部组织进行降温处理，避免由于组织损伤和出血造成肩关节活动度受限的进一步加重。

要注意的一点儿是，如果疼痛有明显加重的趋势，说明练习方法可能不对，或者练习过量等，应该马上找医生再次诊治。

看到这里，可能老年人会担心，冰敷会不会着凉呢？其实大可不必担心，活动后的冰敷一般不会对肩关节造成不良影响。当然，冰敷方法必须科学。

经过以上"三部曲"的练习，一般 3 ～ 6 个月会有明显的效果。整个过程中，也无须服用任何止痛药物，因为绝大多数人的疼痛还达不到需要用药物减轻的程度。

 ## 肩膀痛 ≠ 肩周炎

生活中，人们常常有一种错误的认识：肩膀痛就是肩周炎。但是实际上，很多原因都可以引起肩膀痛。

首先，肩以外的因素可以引起肩膀痛，具体包括：①内脏源性肩膀痛，如肺尖部肿瘤、横膈下病变等；②神经源性肩膀痛，如颈椎病、脑梗死等。

其次，类风湿关节炎、风湿性关节炎、骨关节病等很多系统性疾病，同样可以引起肩膀痛。

当然，最多见的还是由于肩关节及其周围组织本身病变引起的疼痛，如肩部肿瘤、炎症、损伤等。

在所有造成肩膀痛的病因中，肩袖损伤所占的比重排名第一。对于五六十岁的肩关节疼痛患者来说，肩袖损伤占 40% ～ 50%。

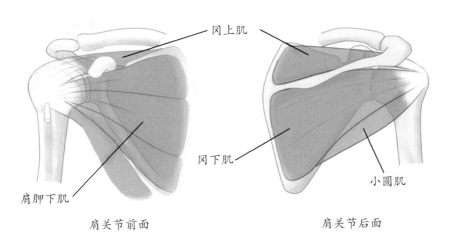

肩袖肌群

肩袖损伤，估计许多人都是第一次听说。这里先给大家讲讲什么是肩袖。

通俗地说，肩袖就是肩膀上包绕在肱骨头周围的一组肌腱。这组肌腱有四根，宛若一个小袖口的形状包裹在肱骨上，所以形象地称为"肩袖"。它的主要作用是负责肩关节旋内、旋外和上举等活动。肩袖肌腱确保了肩关节的稳定，而肌肉则保证了肩部的旋转等活动。肩袖肌群主要包含肩胛下肌、冈上肌、冈下肌、小圆肌，这些肌肉控制着肩关节及手臂的活动。

肩关节是活动度最大的关节，且不稳定，是肩袖容易损伤的原因之一。还有一个原因就是年龄，尤其是 60 岁以上的人，经统计，肩袖损伤的发病率最高可达 50%。在这里，介绍两个简单判断肩膀痛是肩周炎还是肩袖损伤的方法。

首先，伸直胳膊，高举双臂，一直抬到头顶。然后放下胳膊，将双臂放在身后，摸摸自己的后背。这样简单的两个动作可以轻松做到，那就不是肩周炎。因为有肩周炎的人，胳膊的活动度会明显受限。举个最简单的例子，如果连裤子都提不上来，这种活动明显受限的情况可能就是肩周炎。

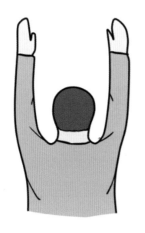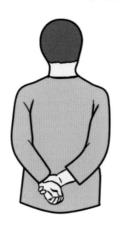

扫描二维码
观看肩周炎自测法视频

肩周炎自测法

肩袖损伤，尤其是比较严重的肩袖撕裂，也有一个特别明显的表现，就是提东西的时候有痛感，同时还没劲儿。这里有个自我检测的方法：觉得痛的那条胳膊，手臂水平伸直，拇指向下，一点一点自下向上抬，同时用另外一只手往下压患侧手臂，患侧手臂用力向上抬。这个时候，如果感觉非常痛，尤其是肩膀靠前中间那个地方痛，那就说明肩袖可能出问题了。

这里还要明确一下，通过这个办法检测出问题有两种情况，一个是肩袖有炎症了，还有一个是肩袖撕裂。最终的判断还需要到运动医学专科找专业的医生确诊。

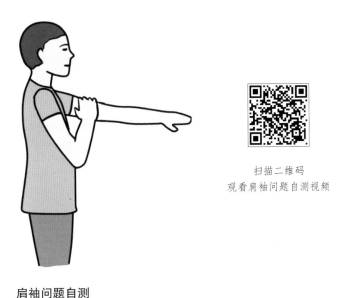

扫描二维码
观看肩袖问题自测视频

肩袖问题自测

肩袖损伤一定要适当休息，同时要冰敷。每次冰敷二三十分钟，连续冰敷3～4天，轻度的肩袖损伤疼痛可以明显减轻。如果冰敷几天没有缓解，建议及时就医，以免延误病情。

肩袖撕裂

肩膀痛是很多人的通病，特别对于一些年纪大的患者，更是苦不堪言。造成肩膀疼痛的原因很多，在此给大家介绍一下肩袖撕裂，相信能给肩袖撕裂的患者带来一定帮助。

1. 什么是肩袖撕裂

肩袖撕裂是肩部的常见损伤，也称为肩袖损伤。因为肩关节参与拉、推、举等许多活动，对于肩袖质量变差的中老年人，很容易造成肩袖撕裂。肩袖撕裂通常意味着某个肩袖肌腱或肌肉的损伤，裂口的形状和大小通常会不一样，一般由外部创伤过度用力或重复使用磨损造成。

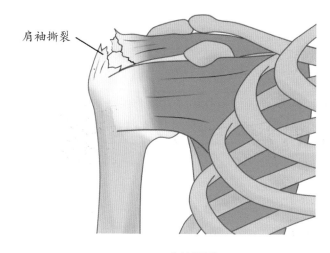

肩袖撕裂

肩袖撕裂

(1) 创伤性肩袖损伤：外部创伤造成的肩袖撕裂，通常由物理性事件引起，经常发生在跌倒或被硬物撞击后。这类肩袖撕裂因意外发生，不像重复使用性肩袖损伤普遍，年轻人或经常运动的人更容易出现这种类型的肩袖撕裂。

(2) 重复使用性肩袖损伤：重复使用造成的肩袖撕裂，也叫劳损性肩袖撕裂。这是经年使用肩袖、肌腱逐渐磨损的结果。重复使用性肩袖损伤多发于长期过度使用手臂的人群，如高位货架堆垛的工作者或参与网球、赛艇、棒球等比赛的运动员。重复使用性肩袖损伤在 40 岁以上的人群中相对常见。

2. 肩袖撕裂有哪些症状

(1) 肩关节疼痛。这是肩袖撕裂最常见、最明显的症状，经常发生在肩膀的顶部、外侧或背面，有时会放射至整个手臂，导致整个手臂都有痛感。每当抬举或摆动手臂时，疼痛会更加明显。

有的人睡觉时痛感会加重，这是因为人在睡着时会不知不觉地压迫到受伤的肩膀。肩袖撕裂后，有的人会感到手臂虚弱无力，MRI（磁共振成像）检查可以有效地诊断是否有肩袖撕裂。

(2) 活动时感到困难或疼痛。日常活动中感到困难或疼痛，也可能是肩袖撕裂，比如梳头、穿衣、摸后背或者提裤子时感到肩膀疼痛。这种情况下，应该尽快到专业运动医学专科进行检查，以确认病情。

发生肩袖撕裂后，有时能在肩膀活动时听到不正常的响声。如果把手举过头或放下时听到肩关节发出声响，并伴有明显疼痛，可能是发生了肩袖撕裂。

怎么辨别肩袖是否已经撕裂呢？很简单，就是将双臂平举，张开，手掌打开，四指并拢，大拇指向下，用力向上抬，外力（最好是专业医生）压双臂，给予一定力量向下压。如果其中一只胳膊感觉无力，使不上劲儿，且在测试过程中出现一个肩膀高、一个肩膀低的现象，甚至伴有明显疼痛，那很可能就是肩袖撕裂了。

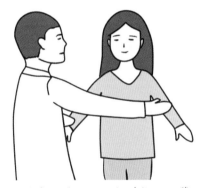 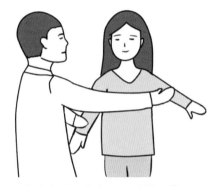

大拇指向下，四指并拢，双臂张开一定角度　　　　　　测试时出现一肩高、一肩低的情况

肩袖撕裂判断方法之一（Jobe试验）

这里还要明确一下，即使通过这个办法检测出问题，也只能达到初步的认识，最终的判断还需要到运动医学专科找专业的医生就诊，结合 MRI 检查，才能确定。

如果怀疑自己肩袖撕裂，要注意手臂活动时的各种表现。当发现肩膀不能正常活动或者抬举、摆动手臂有困难时，要马上就医。

值得注意的是，肩袖撕裂的症状可能不会立即表现出来，特别是手臂过度使用引起的损伤。症状可能在肩袖撕裂发生后很长一段时间，才间断地表现出来，但发现的时候，肩袖撕裂已经恶化，变得更严重了。

如果是跌倒等造成的肩袖撕裂，症状会立马表现出来。在跌倒或撞击后，人会觉得肩膀像脱臼了，突然变得虚弱无力，通常伴随着明显疼痛。

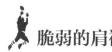

脆弱的肩袖

一位 68 岁的阿姨，先前肩膀实在是疼得不行，彻夜难眠，疼了半年左右，尤其是在其他医院按摩了 10 次以后，病情加重。最近一个月疼痛特别剧烈，才到我这儿来看病。

造成疼痛这么剧烈的原因，按摩只能算是其中的一小部分，还有个重要原因就是她在家照看自己的双胞胎孙子，孩子得经常抱着，这两个小家伙还会经常拽她的胳膊。虽然家里雇了两个保姆，但这位阿姨还得帮忙做一些琐事，导致病情逐渐加重。

到了医院，通过 MRI 检查，发现这位阿姨是肩袖撕裂，并不是她一直认为的肩周炎，可能要面临手术。

医生每天会面对形形色色的老年患者，与他们共同面对人生。看到很多父母长辈很不容易，他们为了家庭付出大半辈子，含辛茹苦地把孩子抚养长大，又要照看孙子、孙女，操持家务。呼吁大家一定要多关注长辈的健康，跟长辈多沟通，一旦发现问题，应该尽早去医院咨询。

肩袖损伤须尽早手术

56 岁的张阿姨，右肩袖冈上肌腱微创修复手术一年后来复查，经过评测，肩关节功能评分居然是满分，疼痛评分是零分。而当初在接受手术治疗前，她已经疼了一年多，那时候不能抱孩子，家务活干不了，梳头都够呛，做什么都受限制。在手术后的半年内，张阿姨一直承受着很大压力，疼痛减轻得缓慢，活动角度恢复得也不尽如人意。手术半年后，才恢复得越来越好。

肩袖损伤的病人，如果尽早接受手术治疗，因为肌腱愈合能力强，做完手术以后，肩袖肌腱能够尽早愈合。就像张阿姨一样，术后一年，抱孩子都没问题了，各个角度活动情况都已经正常，恢复得非常好。

而我接诊的另一位年过六十的老先生，半年前摔伤，造成肩关节严重损伤，导致肩袖巨大撕裂，还伴有肱二头肌腱长头腱撕裂和肩胛下肌腱撕裂。

摔伤以后，他可以说一点儿都没耽搁，马上来到医院，及时地接受手术。术前检查时，医生发现他的肩袖质量很差，非常薄，所以安排手术的时候多少有点儿担心。术中，医生发现肱二头肌腱撕裂和肩胛下肌腱撕裂的程度比较轻，就只给他做了肩袖修复。

经过系统的康复，两个月后，老先生的生活能力已经恢复。术后半年就可以做上肢运动了。术后一年时，他已经可以做俯卧撑，并且自我感觉特别好，还跟医生说想去打羽毛球呢。虽然恢复得很好，但是医生还是劝他过三个月再进行羽毛球等运动，康复要循序渐进。只有练好肌肉力量，才能进行比较剧烈的运动。

在此提示大家，肩袖撕裂在中老年人群中是个常见的疾病。肩袖损伤是造成肩膀痛的主要原因之一，早期发现，早期治疗，效果还是非常好的。只是目前几乎没有办法用非手术的方式让肌腱愈合。但确实有很少一部分患者，因为肌腱撕裂轻微，可能会自行愈合。

手术治疗后续产生的影响，不要太担心。比如手术用到的螺钉，我们一般使用可吸收的螺钉。这个螺钉非常小，对人体没有什么损害，包括做 MRI、过安检都不会有问题。

所以，不要讳疾忌医，害怕手术。越早接受手术，风险越小，手术难度也越小，对尽早康复越有帮助。

肩袖撕裂的治疗与康复

◎肩袖撕裂的治疗

只要患者发现肩袖撕裂后及时就医，完全可以被治愈。如果选择忽略，那么情况可能会越来越严重，后续的治疗方案也会更加复杂。

治疗手段分为两种，即非手术治疗和手术治疗。完全的肩袖撕裂，通常需要手术治疗。治疗和恢复效果很大程度上取决于损伤的严重性。

1. 非手术治疗

(1) 休息是消肿和缓解疼痛的第一步。在没有咨询医生和得到允许的情况下，不要继续工作或进行体力劳动。借助肌内效贴等，能防止肩膀承受不必要的活动或外力。有了充足的休息，那些非常小的肩袖撕裂才能好得更快。

(2) 冰敷。用购买的或自制的冰袋敷在肩关节处，能够有效地消除肿胀和缓解疼痛。

(3) 药物治疗。配合服用一些有消炎、止痛、消肿作用的消炎止痛药，能促进肩袖疼痛症状的缓解。

(4) 物理治疗。大多数肩袖损伤，做一些简单的力量练习就能得到有效缓解。当然，在这之前最好和理疗师一起制订适合自身实际情况的治疗方案。

2. 手术治疗

对于一些情况比较严重或有特殊要求的患者，可以进行手术治疗。那些"靠手吃饭"的人，肩袖撕裂后，通常建议接受手术治疗。运动员和一些特殊人群，他们的手臂能否正常活动与职业有很大关系，手术能帮助他们快速恢复力量和活动能力。

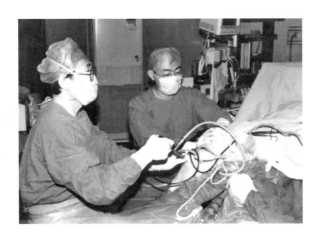

敖英芳和杨渝平在手术中

肩袖撕裂的严重程度决定了所需要的手术类型。如果是肌腱连接肌肉的部分撕裂了，只要缝合肌肉和肌腱就行。如果撕裂再严重一点儿，发生在肌腱与肱骨连接处，医生必须重新连接肌腱与骨头。如果只是小的撕裂，需要的可能只是清创和简单的修补过程。一般手术完成后，手臂必须固定一段时间。

所以，肩袖撕裂能不能治愈，答案当然是肯定的。

◎ 肩袖撕裂的康复

1. 取决于肩袖撕裂的严重程度

事实上，肩袖撕裂愈合非常缓慢，因为身体给肩袖止点处的肌腱供血少，这使得撕裂后的肩袖容易变性，是肩袖撕裂恶化的原因之一。虽然身体本身有自愈能力，但效果有限。

仔细聆听自己身体的声音，如果你忽略了身体的刺痛，仍旧坚持锻炼，可能导致更严重的撕裂。此外，如果经过数月的非手术疗法后，症状仍旧没有改善，则应该及时就医，进行 X 射线等相关检查。

2. 物理治疗强化方案

为保持肩关节活动的流畅性，一些物理治疗和肩袖肌肉力量强化练习是十分必要的。肩袖物理治疗和强化的主要目的是缓解疼痛，防止复发或恶化。

(1) 钟摆运动。创伤留下的瘢痕组织以及软组织的收缩，是导致肩袖撕裂患者肩膀僵硬的原因。通过正确的拉伸练习，患者就可以正常地进行日常活动而不会感到僵硬。每天做两次钟摆运动练习，要尽可能往各个方向小心地活动关节，确保手臂在正常运动范围练习，防止肩关节变僵硬。

扫描二维码
观看钟摆运动视频

加强肩袖肌肉练习，对保持肩关节功能正常和防止将来可能的损伤很重要。钟摆运动可以增强肩关节周围肌肉和肌腱的力量，缓解由于炎症引发的肌肉无力，使肌腱恢复正常能力，加强关节耐力和增加活动范围。

虽然肩袖物理治疗和强化方案有助于更快地康复，但是要确保每一个练习都做正确，避免产生进一步的并发症。

(2) 肩袖肌肉力量练习。肩袖撕裂后，若不及时治疗，随着撕裂的恶化，可能小臂的动作都会引起剧烈疼痛。肩袖重量练习可以加强区域肌肉的力量，但切记不要过度，不然的话可能会造成更多的伤害。下面介绍几种练习方式。

①简易版俯卧撑。双手撑在支撑物上，如桌子、凳子或床等，慢慢弯曲手肘，直到胸部贴近支撑物。

不同于平时的平地俯卧撑，简易版俯卧撑对力量的要求比较低，更适合于轻微肩袖撕裂的患者。

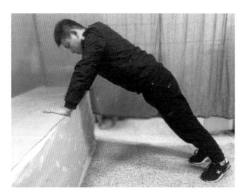
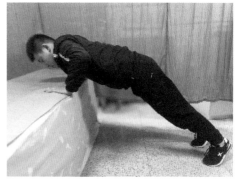

简易版俯卧撑

②哑铃抬举。身体直立或者上半身前倾约 30°，手臂稍弯，双手各握哑铃（哑铃一定要非常轻，一般 500g 就可以，甚至可以用瓶装矿泉水代替），慢慢将哑铃举到与肩同高的位置，保持 2 ～ 3 秒后，慢慢回位。

扫描二维码
观看哑铃抬举动作视频

两种站姿锻炼的肌肉不同，可以根据自身的实际情况进行选择。

③肩袖力量练习——天使翅膀。微屈膝，躯干靠墙，保持稳定，不要弓腰，双手在体侧保持贴墙，外展上抬。

④肩袖力量——体侧外旋。手握弹力带，肘部夹住毛巾卷，保持 90°，抗阻向外旋转前臂。

脱位的肩关节

肩关节是人体最常脱位的关节，占各关节脱位总和的 50%。专业体育运动员通过专业训练后，三角肌较发达，脱位的概率相比普通人群低。而普通人群没有专业训练肩部三角肌，发生脱位的概率高一些。

随着医疗观念的更新和手术技术的提高、手术风险的减少，医生的观念也在逐渐改变。经过多年的临床实践，对肩关节脱位的发病原因，近年来全世界众多骨科医生达成了共识，即经常爱脱位的人，都有一个先天性的因素，就是关节松弛。简单说，就是其关节活动范围、松弛度比一般人要大。例如，很多人小时候或年轻时可以轻松做到下腰、劈叉（这里指的不是专业运动员或专业演员），而大多数人不行，这就是一种关节松弛的表现。所以，这类人相对于大多数人来说，纤维结缔组织或者软组织有结构的异常，本身就比较软、比较松，容易形成关节囊的松弛。

当然了，对关节松弛的人，我们可以做一些适度的评价，就是 Beighton（全身韧带松弛度测定）评分。

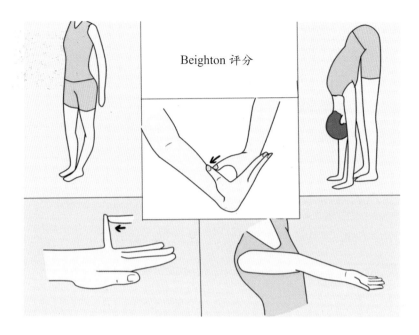

Beighton评分图解

双手掌在双膝关节伸直的情况下弯腰触地，如果能触及，则记为 1 分（图右上部）；膝关节充分伸直后达到的角度，如果超过 -10°（关节伸直超过 0°，而且这个值大于 10°），则一侧膝关节记 1 分，如果两个膝关节都达到这个标准，则记 2 分（图左上部）；双侧肘关节测量与膝关节相同（图右下部），最多也是记 2 分；腕关节屈曲，用适度力量压拇指，可以触及前臂（小臂，图中央），一侧记 1 分，双侧共 2 分；小拇指背伸超过 90°（图左下部），一侧记 1 分，双侧共 2 分。

如果所有部位活动度都达到相应的标准，总得分为 9 分，即表示关节非常松弛；如果达到 4 分，就表示关节比较松弛，相对于得分更低的人群来说，更容易出现关节脱位、韧带断裂等问题。

生活中，可能大多数人觉得不就是脱臼嘛，接上不就得了，就像影视剧中的大侠一样，屏气凝神，"咔吧"一下，瞬间恢复正常。

大家想想，那毕竟是影视剧，不是有这么一句话嘛：艺术源于生活，但高于生活。所以，生活中、运动中发生这种情况，一定要及时到运动医学专科就诊，以免造成病情延误。

那什么是肩关节脱位呢？正常的肩关节由肱骨头与肩胛骨的关节盂构成，是典型的球窝关节。肩关节脱位，主要指的是肱骨头与关节盂之间的脱位，主要由外伤引起，包括运动伤及任何让肩关节超过其极限活动范围引起的关节盂唇及关节囊复合体撕裂的损伤。

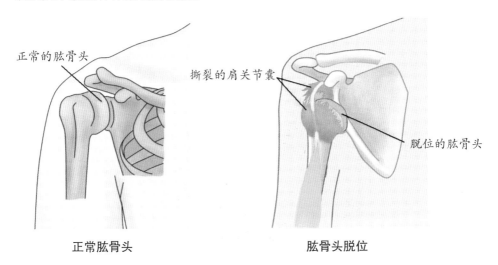

正常的肱骨头

撕裂的肩关节囊

脱位的肱骨头

正常肱骨头　　　　　　　　　　肱骨头脱位

肩关节发生脱位后会感到非常剧烈的疼痛，同时伴随着肿胀。肩关节又痛又肿，肯定无法维持正常的运动，这就出现了活动受限。

再有就是，当脱位发生后，肩关节外形轮廓变成了折线。说得专业点，正常肩关节肱骨头位于关节中心，使得关节外形饱满。当肱骨头脱出后，关节窝空虚，肩峰的形状就变得突出了。

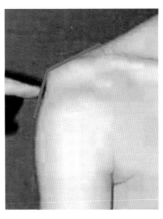

肩关节脱位后的外形轮廓

　　一般情况下，采取手法复位后，疼痛能够立刻缓解，同时要给患者进行悬吊固定6周。这6周是给破损的盂唇韧带复合体一次机会。然而，手法复位有可能没有修复撕裂的韧带和关节囊，因此，仍然有可能再次发生肩关节脱位，且发生这种情况的概率非常高。所以，临床上主张，即使第一次肩关节脱位的患者，如果Beighton评分比较高的话，也应该直接进行手术，这样对患者来说获得的益处更大。

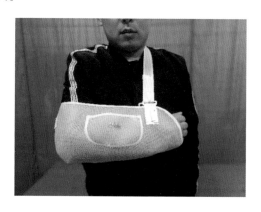

悬吊固定

　　微创关节镜手术缝合是目前治疗肩关节前脱位的主要手段，而术后康复情况，更是关系到肩关节功能是否恢复到术前水平。手术当天麻醉消退后，即可开始握拳练习、简单的颈部活动及健侧肢体活动。

术后当天	● 握拳练习，颈部活动，健侧肢体活动。
术后1周	● 耸肩练习，屈伸肘练习。
术后2~3周	● 摆动练习，被动活动度练习(遵医嘱)。
术后4~6周	● 逐渐摘除支具，循序渐进地主动练习。
术后12周	● 肩关节各方向与健侧一致。

微创关节镜肩关节脱位修复、术后康复过程

握拳练习：主动缓慢握拳至极限，缓慢至五指张开。每天尽量多做。练习结束后的冷疗是一个非常重要的环节。它可以使局部组织迅速降温、毛细血管收缩，避免进一步出血和肿胀，缓解疼痛。

关节活动度练习及长时间站立、行走、持物、负重等活动后，或者局部明显肿痛时，应采取冰敷患处 15 ～ 20 分钟。请注意，每次冰敷的时间不宜长于 30 分钟。

下面介绍一种实用的冰敷方法。将碎冰块装在双层塑料袋里，再加适量水，制成冰水混合物，然后放在关节局部。冰敷时避免漏水弄湿伤口。注意：不要直接将冰块敷在患处，以免冻伤。

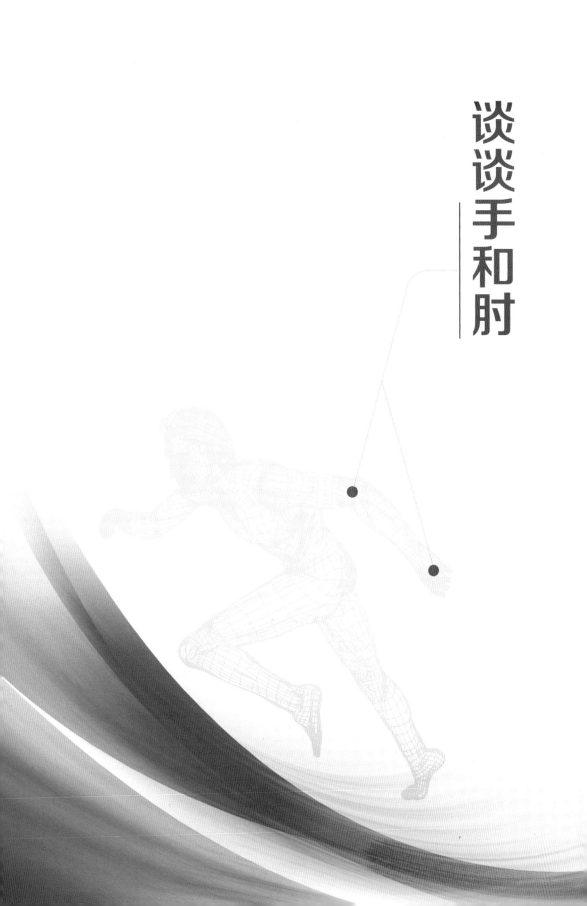

谈谈手和肘

抢红包别太拼

逢年过节的时候，红包没少抢吧！频繁地刷手机，不知给你带来困扰了没有。千万不要太拼，否则可能会让你的大拇指苦不堪言。

大拇指承担了我们整只手一半的功能。如果大拇指出了问题，例如腱鞘炎，这只手就失去了正常的活动能力，可能端不了碗、拿不了筷子、拧不了毛巾。所以，腱鞘炎可不能小看，严重了会影响正常的生活和工作。

手过度反复地活动，可能引起局部疼痛。这种原因引发的疼痛常常被称为"扳机手"或者"扳机指"，即手部常有如下症状：活动手指的时候，某个关节有卡顿的感觉，有时候需要"掰"一下才能动。这种情况最常出现在大拇指的根部，这就像打手枪的时候需要扣扳机一样，所以叫"扳机手"，在医学上叫作"腱鞘炎"或者"狭窄性腱鞘炎"。

1. 腱鞘炎该怎么治疗

腱鞘炎多发在手上，有几种常见的情况。第一种情况，手指真的卡住了，一点儿都不能动了，这个时候可能就需要手术治疗了。临床上会把手部腱鞘打开，把多余的部位切掉。还有一种情况，手背上有一个囊肿，医学上称作"腱鞘囊肿"。治疗方案一般先采取休息或保守治疗，如果没有改善，医生会用物理方法治疗。如果没能达到治疗效果，并且病情明显影响了正常的工作和生活，或者是不美观，才会采取手术治疗，进行切除。但有经验的医生可以用手法把它挤破，效果也很好。

对于不愿意接受手术治疗的患者，又没有其他的好办法，这时候临床上会有一种特殊的治疗办法，就是俗称的"打封闭"。这种疗法实质上是利用激素本身具有的消炎作用。炎症退了，我们的肌腱就能重新恢复功能了。在此提醒大家，打过封闭后一定要注意休息，如果没有经过充分的休息，马上又重复以前的动作，这个病症肯定会反复的。一旦反复，还可能出现更大的麻烦，需要反复打封闭，还不能好彻底，长此以往，容易出现并发症，甚至导致肌腱断裂。

2. 如何预防腱鞘炎

首先要避免经常重复同样的动作，或者总保持一个姿势不动，要注意劳逸结合。程度较轻的腱鞘炎，只要注意休息，就可以缓解病情，甚至痊愈。但如果影响到了正常工作和生活，就要马上到专业的骨科或运动医学门诊就医。

在此，教大家一个保养手关节的小动作，平时稍加锻炼，可以达到预防的目的。首先，伸开双手，用力张开手指。手指一定要伸到最直的状态，坚持5秒。然后，握紧拳头，尽可能握到最紧，也坚持5秒。这样会刺激手部肌肉，促进血液循环。每次感觉疲劳或是长时间重复同一个动作的时候，可以做5～6组，保养手部肌肉和关节。

 面点师的职业病

和面、揉面、擀面，这一系列的动作，对于一位面点师而言，是再熟悉不过了。这些动作对腕关节和手部的力量要求特别高，因此，腕关节损伤的高发人群也是他们。

有一位骄傲的面点师，36岁，女性。说她骄傲，是因为她拥有超一流的技术，做出的面点无论是造型还是口味都是顶尖的。

但是，她腕关节疼痛已经超过15个月了，最近这段时间更是厉害，已经疼得无法擀面、揉面。这期间，她打过封闭，但一个星期过后，疼痛复发，不得不来运动医学门诊，寻求更有效的治疗方法。

通过我们的查体，结合MRI的结果，发现她是腕关节的三角软骨盘部分损伤，因为疼痛、肿胀严重，已经到了即使静止不动都疼痛难忍的程度，所以不得已而进行手术治疗。通过关节镜微创手术，对她的三角软骨盘进行修复。

经过一年半的康复，她的腕关节基本恢复正常。生活中使用手腕也没有任何疼痛和肿胀的感觉了，终于可以继续制作漂亮而且美味的面点了。

当然，这种病的手术治疗效果不像半月板损伤或者前交叉韧带手术那么可靠。但是，手术治疗依然能够给患者提供一定程度的帮助。

在此，提示那些由于腕关节撑地摔伤的患者，除了骨折以外，如果拍片子没有发现骨折，但疼痛持续时间比较长，通常都可能损伤到了三角软骨盘。如果不及时治疗，病情有可能发展成这位女面点师一样。早期治疗还是有可能完全恢复到正常状态的。

另外，如果你不能确定腕关节除了骨折之外还有没有其他损伤，又没有专业的医生能够帮你看病，建议还是要固定3～4周。比如，使用石膏或者支具，以减少三角软骨盘损伤不愈合的机会，降低后遗症的发生率。

 ## 拿什么拯救你，我无处安放的胳膊肘

经过长达5年的病痛折磨，老郭终于下定决心来北京看病。在这之前，他已经不知道去过多少家医院，见过多少位医生，但都没有解决胳膊疼的问题。

老郭，典型的东北男人，50岁。肘关节受伤5年来，每日夜不能寐，每一个辗转难眠的夜晚，他都在苦恼：该怎么拯救你啊，我的胳膊肘！

老郭前后接受了3次封闭治疗、3次小针刀治疗，都没能缓解疼痛。他感觉自己的胳膊就像一个迷路的孩子，一到晚上该睡觉的时候，胳膊就难受得不知道该往哪儿放。

辗转再三，老郭来到运动医学研究所，很快被确诊为"网球肘"，且肌腱断裂，需要手术治疗。

老郭被病痛折磨多年，早已久病成医，比较熟悉这方面的基础医学知识，但他还是很不解："网球肘"还可能是肌腱断裂吗？尝试了这么多次封闭和小针刀治疗，都不管用，手术能管用吗？

"网球肘"的确有可能是肌腱断裂，通常是伸腕总肌腱（或者叫"伸肌总腱"）损伤或者断裂。只要通过微创关节镜下的肌腱清理甚至缝合手术，就可以修复，达到满意的治疗效果。这是目前非常先进的手术方式。

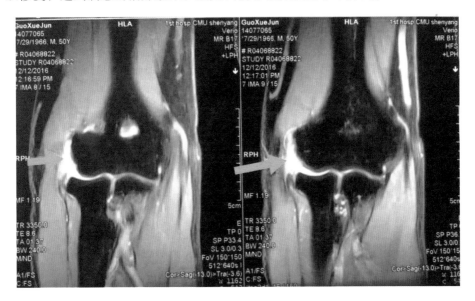

术前磁共振（本该是黑色线条的正常肌腱形态被白色的水的信号代替）

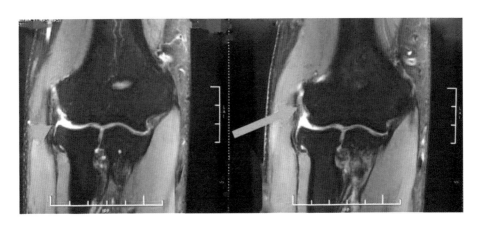

术后半年复查磁共振（黑色的肌腱形态又重新出现）

目前，老郭做手术已有半年，除肘关节有一点儿残余疼痛外，其他症状都已消失，已经恢复到正常的生活水平。这一点儿，通过他本人术前、术后的磁共振影像照片就可以看到。

不过，由于受伤 5 年，病史较长，导致术后的康复时间相对其他患者要稍长一些。复查时，医生为老郭进行了肌力等功能测试，肘关节功能已基本恢复。

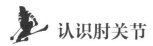 ## 认识肘关节

肘关节由 3 块骨头构成，即肱骨（大臂一端的骨头）、尺骨和桡骨（这两根是小臂一端的骨头。当我们站立位，手掌向前，双手、双臂伸直靠在身体旁边的时候，手掌朝前，桡骨就位于远离身体的一侧，也就是靠近大拇指的一侧）。

肘关节跟膝关节活动方式类似，只能前后活动，也就是屈伸活动。屈和伸是它的主要生理功能。如果肘关节受到损伤，需要恢复的主要功能就是屈和伸。而这种功能与其他关节一样，都是需要周围肌肉的收缩和放松才能实现。所以，损伤以后的康复，最主要的仍然是肌肉能够屈伸、用力的主动活动方式和能力。

肘关节比膝关节特殊的一个地方是，小臂和大臂之间通常有一个 10° ～ 15° 向外侧翻的夹角，叫作"提携角"。显而易见，它的作用主要是为了保证我们在用手提东西的时候，不至于紧贴腿边，否则提着的东西就会撞击我们的腿，就非得把胳膊向远离身体的一侧抬起来才行，那我们的胳膊可禁受不了多长时间。人体有如一套非常精密的仪器，每个结构的设计和构成都有它特有的用途。所以，我们受伤后恢复肘关节功能，就是需要尽量恢复它本身所应该具有的功能。

但是，肘关节跟膝关节比起来，还有一个很特别的地方，就是它对活动范围的要求远远不像膝关节那样高。由于膝关节主要是用来承受体重、行走、蹲起等功能的关节，而肘关节对负重的要求显然是比较低的，一般只是用来提些重物，抓取东西，生活中用得最多的恐怕就是吃饭、喝水、洗脸、穿衣服等。只要不是干重活，需要的重量负荷远比膝关节小很多，所以，一般在

30° ~ 120° 就可以完成以上生活内容，不必非要到 0° ~ 150° 那样的正常人的范围。也就是说，肘关节受伤后，如果实在无法恢复正常角度，患者通常可以承受 30° ~ 120° 的范围，只要能够保持这样的范围，也是比较满意的结果。

这样的例子有很多，例如我国有位著名篮球运动员，3 分球投得非常准，是我们国家队的主力外线得分手。他的肘关节因为伤病，只能弯曲到 90°，但就是这个角度，刚好可以满足投 3 分球的要求。因为只能达到这个角度，反而投篮动作非常稳定，在一定程度上帮助他拥有稳定的投篮命中率。所以，他并没有因为只能弯到 90° 而要求手术治疗。还有不少羽毛球运动员，因为肘关节伤病，无法伸直，通常差 20° ~ 30° 才能伸直，但并不影响绝大多数的击打动作，甚至发挥竞技水平，因此也没有选择手术治疗。

告诉大家这些例子，是想让有这样疾病的患者放松心态，知道即使恢复不到最大限度，也不一定会影响正常生活。因为肘关节是一个相对容易产生屈伸功能障碍的关节，尤其是损伤和手术固定以后，锻炼起来经常比其他如肩、膝、踝关节难很多。如果勉强外力掰，通常会适得其反，角度会越练越小，甚至出现骨化，造成难以挽回的损伤。所以，提醒相应的患者，如果患有肘关节影响屈伸的疾病或者经历了手术，千万不可着急，要根据自己的情况，在有经验的骨科或者康复科医生的指导下，合理耐心地康复，才可能得到本应该取得的最好效果。这个结果并不一定"正常"，可能只是"接近正常"，但通常这就够了，"过犹不及"在肘关节上体现得尤为明显。

 解读"网球肘"

医学上，"网球肘"被称为"肱骨外上髁炎"，是过劳性损伤的典型病例。该病的病因通常是前臂伸肌用力时过度使用或有重复的压力而引起肘部肌肉和肌腱受伤（横向方面）。因为该病好发于网球运动员，所以被称作"网球肘"。

然而，如今很多不打网球但长期过度活动肘部的人，也被诊断出了"网球肘"。这是慢性积累性疲劳损伤，导致肘关节外侧伸腕肌腱附着处组织纤维发生了炎症或者损伤，从而表现为肘关节外侧疼痛。握拳、屈腕及拧毛巾等动作会加剧肘部疼痛，严重时会导致无法拿稳东西。

1. "网球肘"有哪些症状

(1) 肘关节外侧酸痛，肘关节外侧活动时疼痛。

(2) 酸痛有时向上或向下放射，屈伸肘关节通常不受影响。

(3) 手不能进行用力握、拧、抓物等运动，否则疼痛加剧。

(4) 前臂肌肉比较紧张、僵硬等。

2. 如何判断患了"网球肘"

(1) 进行握手、转动门把手、系鞋带、开罐头等简单运动时，出现无力或伴有疼痛。

(2) 疼痛出现在肘关节外侧（肱骨外上髁）及其周围 1～2cm 处，且触摸此区域或施压时疼痛加剧。

(3) 手指和手臂在做伸直或伸展的抗阻力运动时发生疼痛。

(4) 拍 X 线片鉴别疼痛原因。

(5) 超声和 MRI 通常可以确诊，甚至确定损伤和炎症区域。

 # "网球肘"的治疗与预防

◎ "网球肘"的治疗

"网球肘"是临床常见病，是"肱骨外上髁炎"的俗称，指的主要是位于肱骨外上髁这个部位的 1～3 根肌腱止点受到损伤后过度牵拉、劳损形成的局部疼痛，伸腕抗阻疼痛，严重者还会出现肌腱撕裂，通常需要手术修复治疗。

对于生病时间不太长（一般短于 3 个月）的患者，绝大多数可以通过自我保护、康复和治疗得到完全缓解。当然，首先还是要找专业医生确诊，医生认为适合保守治疗后，才可以按照下面介绍的方法自我治疗。

自我治疗主要包括以下 3 个方面：

1. 保护受伤部位不要受到进一步损伤

(1) 如果是因为过度用力或者反复劳损造成的损伤，应该先避免重复损伤动作（病因），让损伤的肌腱得到充分休息，这是治疗的前提。反复造成损伤，又怎么可能顺利治愈呢？

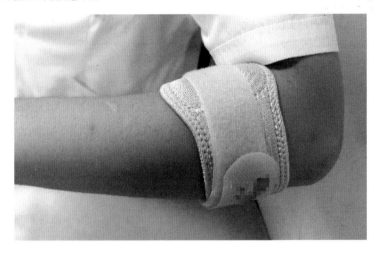

护 肘

(2) 平时需要干活或用力的时候（应尽量避免），最好佩戴一个带有尼龙搭扣的护肘，用来减少肌腱在用力时受到的牵拉力量。注意：护肘要戴在肘关节前面胳膊最粗的部位，也就是肌肉最多的部位，而不要戴在肘关节上，这样效果最好。

2. 增加受伤肌腱相关的肌肉力量

增强其抵抗外界过劳损伤的能力，主要就是肌肉抗阻力量的练习。下面给大家介绍几个经典动作。

(1) 伸腕抗阻练习：最主要的练习动作，也是直接增强受伤肌腱肌肉力量的动作。特别提醒，用来练习的哑铃重量一定要轻，建议 500g 就可以。这样可以避免把握不好练习的强度，反而造成不必要的加重损伤。

扫描二维码
观看伸腕抗阻练习视频

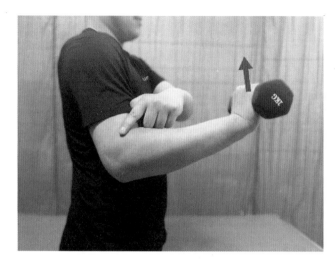

伸腕抗阻练习

（左手指的是疼痛部位，箭头指示为腕关节用力方向）

(2) 屈腕抗阻练习：因为屈伸和腕关节的肌肉相当于一组对抗且协作的力量来源，力量平衡才是最好的，所以屈腕肌力量也需要练习。

扫描二维码
观看屈腕抗阻练习视频

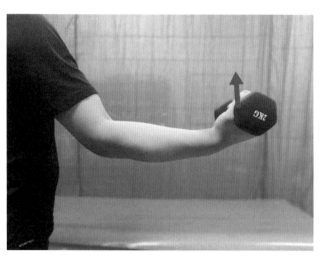

屈腕抗阻练习

(3) 腕关节侧向肌肉力量练习：可以增强其他腕关节肌肉力量，有助于增强整个前臂的劳动能力，减少过劳损伤的发生。

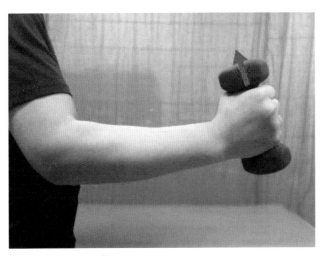

扫描二维码
观看腕关节侧向肌肉
力量练习视频

腕关节侧向肌肉力量练习

（箭头是指用力方向）

 医生提示

　　练习是有方法和指标的。方法就是反复练习，每个动作最好做3～4组，每组20～30次。更加有效的指标是每组练习后肌肉感觉疲劳，随后休息1～2分钟，再进行下一组练习。还有一个重要指标是注意观察练习后疼痛部位的反应，如果疼痛减轻或者短期内疼痛没有加重，意味着可以继续当前练习。如果感到疼痛有加重的趋势，甚至明显加重，就应该暂停练习，找专业医生咨询。

3. 注意冰敷

　　如果是近期发生的损伤，冰敷5～7天，多数会有显著的止痛效果。另外，每次练习肌肉力量以后，如果疼痛有所加重，或者感到肿胀，就应该在练习后冰敷1～2次。这可以使充血的组织收缩，以免肿胀加重，影响恢复。

◎ "网球肘"的预防

1. 得了"网球肘"怎么办

"网球肘"主要分为3个阶段,即急性炎症期、慢性炎症期和肌肉力量缺乏期。非手术治疗一般也是根据这几个阶段,再结合个人情况进行治疗,以缓解症状为主要目的。常见的治疗方法包括超声波疗法、超声药物透入疗法、电刺激、热疗等,后期的患肢按摩也会有所功效。但要强调的是,早期的"网球肘"绝大多数是能够不治而愈的,以上这些疗法并不是必需的。最好的治疗应该是适度休息(主要是避免引起疼痛的动作)和适度的前臂肌肉力量练习,治疗的目的主要是为了缓解症状,而不是治疗疾病本身。

"网球肘"还可能伴随神经压迫,如前臂、手部麻木等,需要通过活动关节、颈椎牵引和按摩等方式缓解压迫,必要时还可以注射非甾体抗炎药、激素等药物治疗。但也要提醒大家,除非迫不得已,否则不推荐在"网球肘"发病部位进行封闭治疗,尤其是反复封闭治疗,因为很容易造成复发,甚至肌腱损伤加重,最终不得不进行手术。笔者在临床上曾遇到过一些患者,疼痛期间进行过多次封闭治疗,但这并非单单因为病情严重,其中不少人是封闭治疗后不注意休息,导致复发。同时,还有一部分患者是由于激素本身造成肌腱断裂的并发症而引起病情加重,最终不得不接受手术治疗。

如果非手术治疗无法缓解症状,则需要考虑手术治疗。常规手术方案包括清理手术、切断手术和缝合手术。

2. 如何预防"网球肘"发作

"网球肘"的发病主要是由于长期用力伸展腕关节而引起的,例如羽毛球和乒乓球反手击球、提重物、洗衣服、钓鱼、车工或铣工重复性工作,甚至长时间敲击键盘和用鼠标等,所以避免长期重复性劳动是重要的预防方法。长时间劳作要注意休息,也可以佩戴护具,以限制腕关节和肘关节活动,防止拉伤。如果平时注意锻炼身体,前臂肌肉力量足够,则很少引发"网球肘"。

因此,无论是"网球肘"预防还是病后康复,以及避免"网球肘"复发,伸腕肌（引起腕关节背伸，即手掌朝向地面时，手部向远离地面的方向用力）等肌肉的力量练习很重要。伸腕肌的锻炼应结合肩胛部和肩袖肌肉群一起进行，训练肌肉的力量和灵活性。下面介绍两种训练方法。

(1) 离心力量训练：准备两个小哑铃或水瓶，将前臂固定，肘关节和腕关节伸展，手握住小哑铃或小瓶。随着训练进行，可以增加小哑铃或水瓶的重量。用对侧手把患侧腕关节放低，然后再提起到原来位置。每组重复做10～15次，每天坚持连做3组。训练过程中，出现轻微的不舒服是正常现象，但是如果出现比较严重的疼痛，则需要立即停止训练。

(2) 利用健身器械：砝码绑在绳子末端，患者通过把手控制砝码的起降完成离心力量训练。每组重复做10～15次，一般坚持6～12周，即可达到很好的效果。

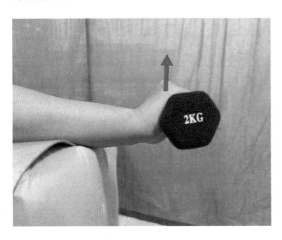 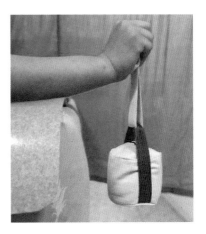

离心力量训练   利用健身器械

 ## "网球肘"的康复训练

1. 手指伸展

分开拇指和小指，将橡皮筋撑开，然后慢慢回到起始位，重复10次，做4组即可。

扫描二维码
观看手指伸展动作视频

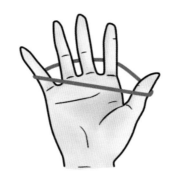
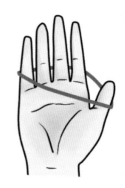

手指伸展

2. 腕伸展

伸直患侧手臂，另一侧手抓住患侧手指，在保持手臂伸直情况下，慢慢牵拉手指，直到觉得手腕有拉伸感为止。保持 10～15 秒，重复 5 次，连续做 3 组。（注意：手掌向内，就是朝向自己，手指向下）

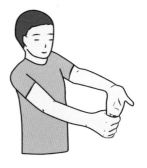

腕伸展

3. 伸腕强化

手握哑铃等重物，手掌朝下，然后把小臂支撑在膝盖上或者桌椅边沿，慢慢抬起手腕，再慢慢放下，来回 15 次，连续做 3 组。类似前面一节的离心力量训练，但原理稍有不同，又叫"向心性训练"。（参见伸腕抗阻练习视频）

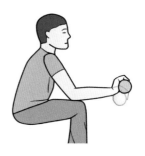

伸腕强化

4. 抓球

选择一个网球、橡胶圈或握力器等。患侧手用力挤压 15 次，连续做 3 组。如果感到明显疼痛就休息。

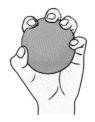

抓球

5. 赛乐棒

NISMAT 的一项研究发表于 2009 年的美国骨科运动医学学会会议上，提出了使用赛乐棒（Thera Band Flexbar）治疗"网球肘"比较有效，就是像下图 B 和 C 或者 D 和 E 两组所示：手握住棒子两端的时候，两个手腕进行反方向扭转对抗用力的动作，练习腕关节力量。

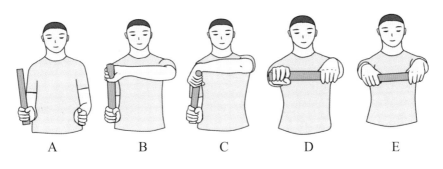

A   B   C   D   E

赛乐棒练习

在此，也分享一个"钓鱼张"的故事，提醒大家一定要按照医生的康复医嘱，坚持进行训练。

"钓鱼张"是他那个圈子里的人送的称呼。他热衷钓鱼，只要得空儿，一准儿会带着渔具奔赴钓鱼场地，不管是野外还是垂钓园，都曾留下过他的身影。

可是，前段时间因为钓鱼，老张的胳膊肘出现疼痛，做了好几次封闭治疗也没见转好。不仅没法钓鱼了，还严重影响他的日常生活。

无奈之下，老张只好到医院挂了一个运动医学专科的号，认认真真地做了检查。医生看了他的 MRI 影像照片，说他的伸腕肌腱大部分已经断裂，而且断端还回缩了，必须得做手术，否则没法钓鱼了。

手术很成功，但是术后半年，竟还没有完全恢复。按道理说，如果按照正常医嘱进行锻炼康复，是不应该这样的，因为肌腱结构早已通过手术得到显著性恢复。

为什么他跟别人不一样呢？

经过医生详细询问，终于找到了原因。因为老张手术后一直进行肘关节屈伸活动和上臂肌肉力量练习，而没有进行伸腕抗阻练习，也没有进行腕关节肌肉力量练习，使得伸腕肌肉没有得到完全恢复，所以术后半年复查时，才没有达到预期效果。

因此，也提醒相应的患者，如果患有"网球肘"，并经历了手术，千万不要着急，一定要在有经验的运动医学、骨科或者康复科医生的指导下，合理耐心地康复，主要是伸腕抗阻的肌肉力量，才可能得到本应该取得的最好效果。

进击的"高尔夫球肘"

有文献统计过，职业高尔夫球手最常见的是手腕损伤，约为27%，而肘关节损伤约为7%。业余高尔夫球手的损伤多见于下腰部，为35%；其次就是肘关节，约为33%。由此可见，没有专业的技术动作以及体能训练做指导，肘关节是很容易受伤的。

现实生活中，许多不打高尔夫的人也会得"高尔夫球肘"，且在中年人群中多见。这是因为"高尔夫球肘"

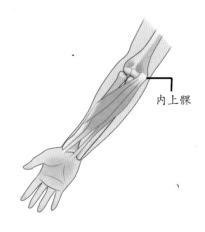

内上髁

"高尔夫球肘"发病位置

与"网球肘"的发病机制类似，都是由于肌肉过度使用导致受伤所致，或由于运动中的错误代偿动作引起的。

"高尔夫球肘"学名叫作"肱骨内上髁炎"，又称为"屈肌腱止点炎"。主要症状表现为：做抓握和扭转动作时疼痛加剧（如拧罐子、转动门把手、洗脸等），重复的手腕动作会使疼痛加重，严重时手可能感觉无力，抓握力降低。

"高尔夫球肘"急性期时，需要配合冰敷治疗，每次20～30分钟，每天2～3次，并停止引起不适的动作。1～2周后，症状应得到缓解，并且逐渐消失。若 2 周后无缓解，应及时到运动医学专科就诊。

在手术治疗后的康复训练中，常常有人将"高尔夫球肘"与"网球肘"的康复训练混淆。两者的本质差别是："高尔夫球肘"术后康复训练不是屈肘，而是屈腕。

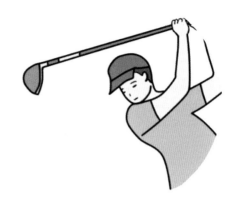

高尔夫运动

先前就有一位"高尔夫球肘"的患者，手术非常成功，肘关节内侧只有两个 5mm 的小眼儿，预示着他曾经做过微创手术。术后 2 周，他已经恢复了基本的生活能力。一个月后，能够重新把大货车开上马路。

按说他恢复得不错，已经能够正常工作和生活了，但是在复查的时候，医生发现，他的手术疼痛已经减轻了 80%，却没有像大多数人疼痛减轻得那么明显。按理说，一般到术后七八个月的时候疼痛就应该基本缓解了，他似乎恢复得相对慢一点儿。经过询问，原来是因为他术后的肌肉力量练习没有做对，一直练习的是屈肘力量，没有练习正确，导致肌肉力量恢复得没有那么好。

在此提醒各位患友：一定要弄明白"网球肘""高尔夫球肘"受伤的时候需要练习什么。"高尔夫球肘"损伤的功能练习是屈腕，而不是屈肘关节。所以，大家一定要注意，合理的早期练习，可以让你的"高尔夫球肘"病灶得到手术后最快的康复。

 有病不能留，留来留去留成愁

我们总在强调一个问题，有病要及时寻求专业的医生治疗，以免延误最佳治疗时机。现在给大家分享一个比较典型的延误治疗的病例。

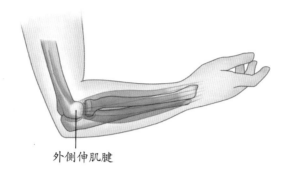

外侧伸肌腱

外侧伸肌腱位置

患者，男，58岁，肘关节疼痛，自觉没什么大碍，病情反反复复，最后难以忍受，来我院就诊。经MRI检查，确诊为"外侧伸肌腱完全断裂退缩，桡侧副韧带断裂"。由于病程迁延太久，不得不采取手术治疗，断裂的肌腱用了2枚铆钉进行固定。

术后半年复查，肌腱恢复得非常好，双侧的肌肉力量已经对称，基本恢复。

该患者采用的手术治疗，相较于普通的"网球肘"手术难度和风险都大很多，所以患者手术后需要的康复时间也比较长，整体康复时间在1年左右。

另一位患者刘某，在一次羽毛球比赛中，突然出现肘关节外侧疼痛不适，休息后有所减轻，所以当时没有在意。但后来疼痛逐渐加重，直接影响到打羽毛球。于是，先后在两家医院接受了2次小针刀治疗和2次激素封闭治疗，症状都没有改善，不得已才想到来运动医学专科就诊。

来院就诊时，我们为患者做了MRI，根据肘关节的检查结果，发现患者的"桡侧腕短伸肌腱断裂"，还有"指总伸肌腱断裂"，也就是俗称的"顽固性网球肘"。

经过门诊诊断，医生果断地决定尽快手术。通过关节镜可以看到有明显断裂的地方，断裂区域接近1cm，这个小小的1cm对于肌腱来说，已经是非常大的撕裂了。并且，医生在做清理时发现，他不但肌腱断裂了，关节囊也破裂了，骨头已经露在外面。

在手术中，医师利用专业技术帮他清除了这些断裂坏死的组织，同时采用最先进的缝合技术，用可吸收线进行了裂口缝合，手术全程相当顺利。

术后，这位羽毛球爱好者的肘关节肌腱已经接近正常的肌腱了，没有明显疼痛。经过 7 个月的康复，已经能够继续进行羽毛球运动了。

医生提示

在此提示大家，如果出现肘关节不适，或者出现与文中患者类似的症状，请不要随意地进行封闭治疗或小针刀治疗，一定要到专业的运动医学专科就医。千万不要延误病情，得了"网球肘"，要尽早治疗。如果病情反复，超过半年，应该及时就医，一旦延误太久，就有可能需要手术治疗，而且手术可能会比较大，恢复时间相对较长，且不易达到最好的恢复效果。

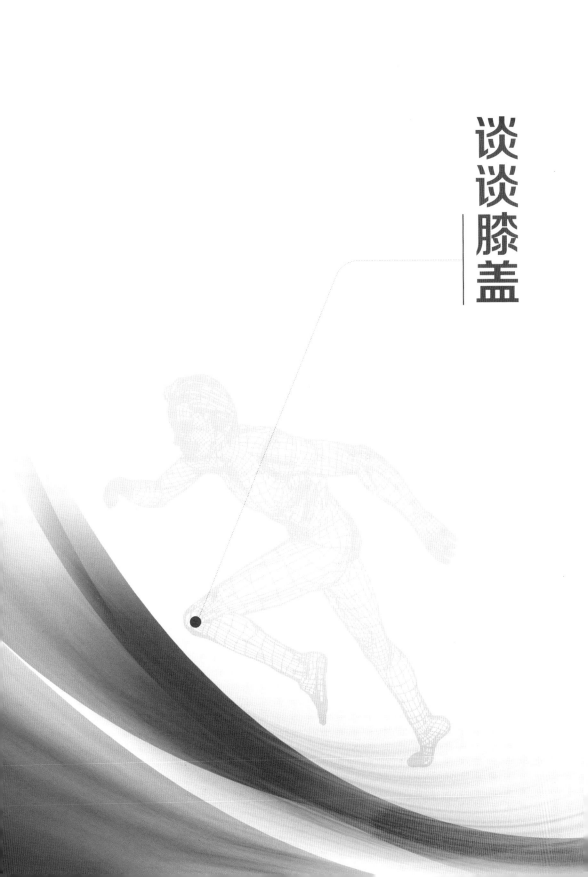

谈谈膝盖

诡异的弹响，关节在"说话"

适不适合一项运动，有时候自己真说了不算，主要还是看身体的情况能否承受这项运动。

一个16岁的男孩，练习中长跑5年，双膝内侧有响声两年。开始的时候没太注意，半年前开始有痛感，下蹲的时候尤为明显，发展到后来跑步的时候也开始疼痛。

辗转来到运动医学科就诊，做了MRI检查后，我们发现：内侧半月板没有明显的撕裂，只有可疑的二度信号，无其他异常表现。但是在进行手法查体的时候，发现双膝关节内侧压痛特别明显，麦氏征检查（即扭转膝关节的检查方法）发现膝关节内侧弹响非常明显，声音很大，站在他旁边的人都能听见。不仅如此，半月板用手触诊的时候有突出关节腔又复位的感觉。

很遗憾，虽然目前半月板只是二度损伤，但是其他检查有症状突出，只能建议他改运动项目，放弃练那种下肢负重较多的中长跑运动项目，尤其是比较剧烈的专业性运动，改练游泳、骑车等运动项目。只有这样，才能预防运动损伤，减少半月板做手术的机会。

关节的响声，其实就像是关节在和你"说话"。有时候它没事响两声，可能就是在和你"闲聊"。但有时候要说的，也许就是报警信息，你怎么听懂关节响到底想说啥呢?

关节响有个专门的名词：弹响。它有生理性的，也有病理性的。我们的骨头和骨头之间的缝隙，即关节腔，里面有水，也就是滑液，当然都是非常少量的。打个比方，为什么肩膀可以吊在我们的身上，除了关节囊和肌肉之外，其中一个重要原因就是关节腔里有负压，其实就是关节腔里面的气压比外面的大气压低，所以胳膊怎么活动都掉不下来。如果出现意外，掉下来就成了关节脱位。这有点像家里用的马桶搋子，如果马桶堵了，拿搋子使劲往马桶里一压，把空气压掉一部分，这个时候里面就形成了负压，之后再提起来，等负压消失，两边压力相等的时候，马桶搋子就会第一时间产生一个响声，然后就离开接触面或者水面了。我们活动的时候，关节一压一提也会出现响声，因此，我们的身体即使没什么问题，也可能会发出声响。

如果活动的时候关节有点响声，但是不疼，活动也不受影响，这基本就是正常的。人与人的体质是存在差异的，有的人的纤维结缔组织比较软，即软组织比较软，这样的人在关节活动的时候就容易出现响声。其实这是关节松弛的表现，正常的关节响声不伴有疼痛、肿胀和功能受限。反之，如果响声伴有疼痛、肿胀等情况，那就说明关节在和我们"抱怨"。不过，有时候关节虽然出了问题，但还没到疼的程度，关节也会给您一点儿提示，那就是关节响起来的声音可能会比较大。

关节表面是一层软骨，特别光滑，就像家里白色陶瓷盘子一样。一旦它老化或者磨损以后，表面就不平了，变得粗糙了。举个例子来说，就像一个没有润滑油的破齿轮一样，如果一直摩擦，慢慢地会磨得越来越少，甚至有的人软骨都磨掉了。没有软骨了，这个时候关节发出的声音就会比较明显，以至于有时候响声大到离你几米远的人都能听到，这就非常严重了。

对于大多数人来说，关节其实是有寿命的，就像人到一定年龄头发会变白一样，总有一天会磨损。膝关节骨关节炎的人比较多，尤其年龄在70岁以上的人，百分之八九十都会有这个病症，但是为什么有的人不疼呢？这是因为有的人即使关节软骨坏了，只要不引起关节里面的炎症可能就不会疼，以至于许多人没有感觉甚至从来没有看过病。这类人一旦疼痛一次，到医院一看，就有可能十分严重了，甚至需要进行关节置换手术。

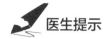

医生提示

　　这里要提示各位朋友，如果您的关节有响声，有痛感和明显的不适感，建议及时到运动医学或者骨科、关节科专科就医。医生也许只需要触诊（就是用手摸，凭经验即可做出相应判断），就可以检查出您的病症，以便尽早医治。

膝关节的负重和屈伸

　　膝关节是我们用得最多的关节之一，因为人类区别于其他哺乳动物的标志之一就是直立行走，因此，位于下肢中部的膝关节，成为日常生活和运动中活动范围最大、承受压力最大的关节之一。所以，膝关节也成为最容易受损伤的关节之一。

　　膝关节为了适应其重要且复杂的功能，在发育过程中形成了非常复杂的结构。膝关节最基本、最重要的功能只有两个，即负重和屈伸。

　　负重，主要指的是承受体重及完成走路、跑跳等功能；屈伸，主要指的是完成上下楼梯、蹲起等功能。

　　膝关节由3块骨头组成，即前方的髌骨、近端的股骨和远端的胫骨。

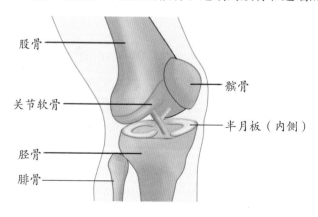

膝关节的组成

行使负重功能的是股骨和胫骨之间的关节——胫股关节，承担体重的不只是这两块骨头，更重要的是两块骨头表面光滑且完整的软骨，还有两侧的月牙形半月板。

可想而知，一旦其中的某个部件出现损伤，特别是比较严重的损伤，就会影响负重能力，主要临床症状就是走路或提重物时疼痛，主要位于膝关节两侧。

行使屈伸功能的是由髌骨和股骨前部组成的髌股关节，两者之间的主要负重结构除了骨头，就只有软骨了。所以，一旦软骨出现严重磨损或者创伤性损伤，就可能出现上下楼梯或蹲起时疼痛。在临床上一般表现为膝关节偏前方疼痛。

半月板是膝关节处重要的软骨结构。从形状及部位来看，它的存在使得股骨与胫骨能够较好吻合，稳定膝关节，减轻膝关节负荷力，为关节提供营养，保证人的正常姿态。正是由于半月板所起到的稳定载荷作用，才保证了膝关节长年负重运动而不致损伤。

不过，人体任何部位都不是铁打的，半月板损伤是一种常见的半月板疾病。本病多由扭转外力引起。当一腿承重，小腿固定在半屈曲、外展位时，躯干和大腿猛然内旋，内侧半月板在股骨髁与胫骨之间受到旋转压力，就很容易导致半月板撕裂。外侧半月板损伤的机制与内侧半月板相同，但作用力的方向相反。

如果破裂的半月板滑入关节中间，则可能导致关节出现机械性活动障碍，甚至出现"交锁"现象，就像水桶柄。半月板本来应该固定在关节边缘，损伤撕裂后却可以左右摆动，因此，临床上有个非常形象的名字叫"桶柄样撕裂"。这是手术的绝对适应证（非常适合做手术修复）。

半月板损伤后，应根据患者的具体情况制订合理的治疗方案。如果膝盖处出现积液，患者很难受。根据病情需要，可以考虑用无菌注射器，由非常有经验的医生进行穿刺，抽出积液。但这种处理可能会引发关节感染，故存在风险，绝大多数患者并不需要做。如出现"交锁"，则需要尽可能尝试非手术方法解锁，如轻轻摇晃关节、小范围轻轻扭转关节、静养等。如果解锁失败，则需要进行手术，手术后恢复情况因人而异。比如年轻患者由于运动损伤导致的半月板撕裂，需要接受手术治疗，而且越早手术，预后效果越好。如果不接受手术，运动能力将受到明显限制。如果是中老年患者导致退行性的撕裂，可以在疼痛不明显的基础上，首先考虑保守治疗。

休养过程中，患者应适当进行锻炼，以防止肌肉萎缩。伤腿如长期不用，腿部肌肉就会出现萎缩症状；而非伤腿此时会承担更多的压力，有可能因压力过大导致病变。这一点儿需要特别注意。

如果经历过半月板损伤，则在日常生活中需要多加注意，避免提、拉、扛重物，避免剧烈运动，可以佩戴护具和保护装备等。半月板的恢复是一个长期过程。在恢复期，患者不应再从事受伤前所从事的等量劳动或运动，同时保持良好心态，积极配合治疗。这样才能更快地恢复到伤前水平。

学习了这些知识后，就能对自己膝关节的疼痛有个大概了解。如果是上下楼梯、蹲厕所、久坐后站起时出现疼痛，往往就是髌股关节的疼痛，通常就意味着髌股关节的软骨有了比较明显的损伤。如果是走路、跑步、提重物时膝关节内侧或外侧疼痛，通常是胫股关节软骨或半月板损伤引起的。这时就要尽量减少或避免做引起明显疼痛的动作，以保护好相应部位的组织，减少进一步的损伤。如果一直不加以重视和保护，软骨组织可能消磨殆尽，最终无可挽回，只能进行人工关节置换术。

所以，尽早找专业运动医学医生看病是最好的选择，医生可以为你制订最佳的治疗方案和保护计划，能够尽量减缓疾病进展的速度，降低最终需要进行关节置换术的风险。

什么运动最伤膝

近年来，都市白领掀起了一股运动热潮。每天晚上，公园里、马路边，到处都有夜跑族的身影。每到周末，爬山的、骑行的、打羽毛球和打篮球的也不在少数。而那些每天在朋友圈里晒走了多少步的，更是将运动落实到了吃饭、上厕所的每一个间隙。

有人说，运动对于膝盖的机能是一种锻炼。也有人担心，运动会造成膝关节磨损等，对膝盖不好。那么，对于膝关节来说，体育运动到底是好还是不好呢？在运动时，究竟应该如何保护膝关节呢？

膝关节是人体运动最多、负重最大的关节之一。一般来说，扭转动作最容易导致膝关节损伤。像一些扣球的动作，尤其是足球、篮球等运动中一些斜切、转身、拐弯等动作，都比较容易造成膝盖受伤。像跑步这种运动，路线是直线，受伤就会比较少。爬山虽是一种很好的锻炼方式，却不利于保护膝关节。因为，上山的时候，膝关节负重基本上就是自身体重；而下山的时候，除了自身体重以外，膝关节还要负担下冲的力量，这样的冲击会加大对膝关节的损伤。髌骨、半月板、关节面的摩擦加剧，很容易造成伤害。

研究表明，女性穿高跟鞋上下楼梯时，髌骨承受的重量可达到体重的 7～9 倍。常穿高跟鞋与女性髌骨软化有很大关系。髌骨软化是指髌骨软骨因磨损、创伤引起的退化、变性，通常表现为膝盖前方疼痛，按压髌骨有钝痛和摩擦感，上下楼时膝盖疼痛，尤以下楼为甚。

此外，过度肥胖也会损伤膝盖。关节就跟滑轮的作用一样，上边的肌肉在拉它，下面的重量越大，压在腿上的分力就越大，软骨也就更容易磨损。

有些人会担心网上流传广泛的"跑步膝"。其实，临床中没有"跑步膝"这个概念。它的专业名称叫作"膝关节外侧摩擦综合征"，但它不是跑步时膝关节疼痛最主要的原因。如果感到不适，通常是软骨损伤、肌腱末端病、滑膜炎等。其实，只要控制好运动量，跑步很少会造成损伤。所有的运动都要适度，总结起来就是四个字：量力而行。千万不要拿自己跟运动员比。职业运动员每天都在训练肌肉力量、身体柔韧性、身体协调能力、平衡能力等，他们对自身的解剖结构、功能状态以及伤病防治常识有相当的了解。另外，职业运动员身后通常都有一个强大的医疗、康复团队。而这些条件都是普通人所不具备的。如果感觉膝关节疼痛不适，就休息一下，暂时不要运动，休息到疼痛减弱或消失为止。如果是急性损伤，比如韧带损伤，那就得休息 3 个月以上。俗话说"伤筋动骨 100 天"，我们得遵从这些规律。

很多人尤其是白领，热衷于用跑步机跑步，一跑就是一个钟头。非常不建议大家使用跑步机跑步，跑步机对于膝盖的磨损是很大的。跑步机最大的问题在于它是定速的，你速度稍微慢一步，就可能从跑步机上掉下来。而且在跑步机上跑步，肌肉的用力跟在地面上跑步有很大的不同。在地面上跑步，肌肉基本上都是主动用力，而在跑步机上经常是肌肉被动用力，这也是职业运动员基本上不会用跑步机进行跑步训练的原因。而且你想想看，人如果一直按照同一速度，一跑就是半个钟头、一个钟头，受得了吗？如果膝关节和肌肉的协调性跟不上，会对膝关节的半月板、软骨形成震荡损伤。

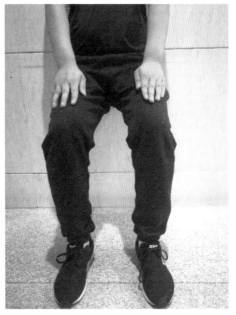

什么运动对膝关节最好呢？当然是游泳了。跑步、走路也可以，但最好不要爬山。爬楼梯对于正常人没问题，但对膝盖不好的人就不太好。

静蹲也是我们临床工作中总结出来的一种极其适合普通人群特别是膝关节软骨没有损伤的中老年人的锻炼方法，主要是锻炼股四头肌肌肉力量（参见右图）。

因为静蹲采用了静止不动的锻炼方式，所以既合理，又易于坚持。另外，这种锻炼方式在哪里都可以，也不需要辅助器材，所以可行性非常

扫描二维码
观看静蹲练习视频

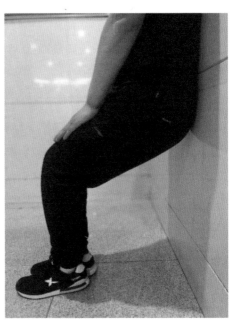

静蹲练习

强。不但可以治病，也是平时运动不多的朋友提高肌肉力量和能力的非常好的锻炼方法。

具体练习方法是：背靠墙，双足分开，与肩同宽，逐渐向前伸，和身体重心之间形成一定距离（40～50cm）。此时身体已经呈现出下蹲的姿势了，小腿长轴与地面垂直。唯一提醒大家的是：大腿和小腿之间的夹角最好不小于90°，尤其是中老年人，因为可能会加重或者引发软骨损伤。每次蹲30～60秒，休息1～2分钟，然后重复进行。每天重复3～6次为最好。

另外，蹲的角度非常有讲究。因为维持姿势的肌肉有"溢出效应"，简单地说，就是每部分肌肉只在一定角度范围内起维持姿势的作用，所以，静蹲最好分不同的角度来做，例如90°、120°、150°（但中老年人不要求蹲到90°）三个角度，效果更好。蹲的时候，最好在不引起明显疼痛的角度进行。否则，练习不当会加重损伤。

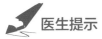 医生提示

　　生活中如何保护膝关节、预防膝关节损伤呢？一个是注意控制运动量，如果感觉膝盖疼痛，就要休息。另外，很重要的一点儿，要想膝关节不受伤，不是靠护具保护，而是靠肌肉保护。平时要多练肌肉力量，另外还有反应性、敏感性等，并且也要学会休息。

　　膝关节在寒冷的冬天更易受伤，因此，冬春季节应注意膝盖保暖。

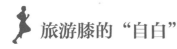 旅游膝的"自白"

旅游膝，指的是在旅游期间发生的膝部轻微损伤或劳损引起的疼痛。这并非专业的学术名词，而是为了提醒爱旅游的人注意自己的身体而命名的。旅游膝常常是在半月板已退变、变性或陈旧性损伤基础上形成的，因此，中老年人为多发人群，出现伴有明显临床症状的进一步损伤，可以合并韧带损伤、滑膜皱襞综合征、骨性关节炎、软骨损伤等。

旅游膝患者往往记不起有明确的外伤史，但进一步询问后，都有旅游史，旅游期间或其后出现关节不适、疼痛，甚至关节活动障碍等情况。

如果关节长时间在一种姿势下突然变换体位，肌肉往往反应迟缓，不能及时收缩来稳定关节，导致关节损伤。如果行走时间较长，比如 1 小时以上的持续行走、爬山，尤其是道路崎岖不平，需要关节过度保护的时候，肌肉往往容易疲劳，失去对关节软骨的保护，使软骨容易磨损，造成损伤。

1. 旅行中该怎样有效防止膝关节损伤

首先，中老年人旅游的目的应以休闲、锻炼身体为主，不要一味追求参观所有景点。如果条件许可，应尽可能参加以中老年人为主体的旅游团。旅游团组织者应根据中老年人的生理特点，适时适量地安排旅游内容。

其次，中老年人旅游前，一定要做好自身适应性的准备工作，包括近期身体状况的评估，切忌大病初愈或感冒、腹泻时安排旅游。个人还应结合平时健身、锻炼强度，选择相应强度的旅游项目和旅游时间。旅游时的穿着应以休闲为主，最好选用相应运动项目的服装、鞋袜，还应配备旅行背带、护膝等。

2. 中老年人旅行时的注意事项

(1) 乘坐交通工具时，要经常活动膝关节。到达目的地时，不要马上站起来拿行李，应先活动膝关节几下，站起后，让膝关节适应数秒后再去拿行李。

(2) 安排好当日的饮食、休息。饮食要富含蛋白质、维生素等。要有充足的睡眠时间。旅游期间，每日晨起不应出现全身疲困、头晕、乏力等现象，否则说明发生了过度疲劳，应减少当日的活动强度。

(3) 旅游步行时，应该每 1 小时左右休息一会儿，缓慢活动四肢、腰背，揉搓大腿、小腿肌肉。爬山时应注意定时坐下休息。上山时关节负荷较重，下山时大腿肌肉容易疲劳，都可能引起关节损害，应该注意。以往有关节疾病者，应戴护膝加以保护。

(4) 中老年人健康状况差异较大，应根据个人体质情况采取相应的保护措施，更重要的是有准确评估自身体力与耐力的意识。自感体力不支或途中有不适感时，应及时取消一些游览活动，在驻地休息，恢复体力。

腿伸不直，原来是骨刺在捣乱

像每个周一一样，我刚刚下了几台手术，正趴在桌上研究各种片子，忽然收到急诊的呼叫。我一路小跑来到急诊，看到的是个熟面孔。

69 岁的老张是位狂热的羽毛球爱好者，一直是北京市羽毛球业余比赛前三名的水平，也经常参加全国业余羽毛球比赛。这回看到他，还是在急诊，心里有点小小的别扭，估计是打羽毛球受伤了吧，毕竟 10 年不见，随着年龄的增长，即使是经常锻炼，也保不齐有点小磕小碰。

记得上次他来医院是 10 年前，那时候他膝关节有点疼痛。有一次拉伤了膝关节，导致一个小骨赘脱落。看病之后，他休息了一段时间，后来逐渐好转，就又在羽毛球场上挥洒汗水。几年未见，没想到又在急诊碰见了他。

当看到老张仰着脸对我笑的时候，我松了一口气，应该不是什么特别大的问题。原来，他因为一次比赛中觉得自己抻断了膝关节后方的韧带，所以赶紧来医院了。经过检查，发现他的膝关节已经伸直受限，伸直差 20°，已经接近一年了。即使这样，都没有影响他的运动能力，直到最近这次拉伤，他觉得自己实在打不了了，感觉膝关节后方疼得比较厉害。于是给他照了一个 CT，片子显示膝关节增生了非常大的骨刺，所以下蹲功能受到严重影响。

我们准备通过手术帮他把这些骨刺适当地做些清理，希望手术后他的腿争取能够伸直，尽力通过手术满足一位 69 岁老人狂热的羽毛球爱好，恢复他的运动能力。

当然，我们也跟老张交代，毕竟他年纪大了，腿伸不直的时间太长，作为医生，我们只能尽力。

 ## 髌骨，快回到你的位置上去

"医生，您还记得我吗？"我循声望去，抬头见到一个瓮声瓮气的男孩子正冲我微笑。他的妈妈站在他身后，眼睛也弯成了月牙，提着包笑而不语。

我一边打量着这个十几岁的男孩，一边在脑海里快速搜索我的患者库。可能看我发愣，他便自行坐到我跟前，开口说道："是我，髌骨习惯性脱位那个……"未等他说完，我便回想起他因害羞而绯红的脸庞。

我的思绪一下子被拉回到四五年前，一个不到 10 岁的男孩，因为每弯一下腿，髌骨都会跑到外侧，这让他和家人都很困扰，也很害怕。这个孩子患的是髌骨习惯性脱位，是一种比较严重的疾病，即使手术治疗，也是比较复杂、比较困难的。但经过医生的努力，加上他的认真康复，手术效果非常好。在术后 3 个月时，他的生活能力完全恢复，术后 8 个月时甚至还能跑步了。现在，小男孩已经长成了小伙子，髌骨也不再脱位了。

这次来是术后 4 年多复查，复查 X 线，影像可以看到髌骨的位置已经完全恢复了。对照他术前的 X 线片，可以很明显地看到健侧那个髌骨位置是正常的，而患侧的髌骨淘气地跑到外侧去了。

啰啰唆唆地说了这么多，其实是看到孩子成长得很好，恢复了健康，打心里为他高兴。欣喜之余，也为大家科普一下髌骨习惯性脱位的治疗方法。这些患者往往年龄较小，五六岁到十来岁的都有，并且很多时候骨头都没有发育完全，这本身就给手术带来了相当大的难度，但只要到专业的运动医学科找合适的医生治疗，应该都是可以康复的。

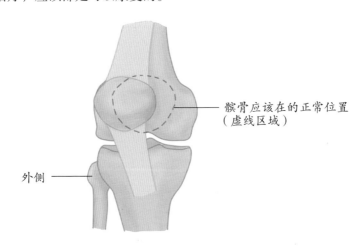

髌骨应该在的正常位置
（虚线区域）

外侧

髌骨结构

髌骨软骨损伤的治疗

正常情况下，髌骨软骨就像光滑的柏油马路表面（当然，实际上看起来更像陶瓷），不会对车轮胎造成大的磨损。而损伤的软骨就像马路表面出现坑凹，车胎压过会互相磨损，就好比在做蹲起、上下楼等动作时，膝关节前方会疼痛，甚至发出响声。如果有这种症状或与此相似，那就一定要注意或及早就诊了。

如果出现这种症状，有什么方法缓解或治疗呢？

首先，如果一直重复损伤动作，这种损伤仍然会加重，特别是过多重复蹲起和上下楼动作，尤其是爬山。所以，要尽量减少做这类动作，因为这些动作会成倍增加膝关节负重。

其次，锻炼大腿（主要指股四头肌）肌肉力量。因为它的增强，可明显降低膝关节前方的压力（主要指髌股关节），增强膝关节的稳定性，同样可以起到保护髌骨软骨的作用。临床上的锻炼方法主要有股四头肌的等长、等张收缩练习和静蹲练习（参见 50 页图）。

最后，如果症状严重，又不适合手术，可以考虑长期间断口服含有氨基葡萄糖或硫酸软骨素的药物，补充膝关节内软骨合成所需要的主要成分，或关节内注射透明质酸类的药物。透明质酸是软骨成分之一，也是正常关节液的有效成分。但通过多年临床大量病例研究，并没有显示出吃这些药、打这些针的人比没吃药、没打针的人恢复得更好。

因此，虽然以上两种治疗方式在临床上较多使用，但在 2015 年美国骨科联合会颁布的《膝关节骨关节炎治疗指南》中，口服氨基酸葡萄糖类药物和关节注射玻璃酸钠类药物的治疗方法并不推荐使用。

一般来说，大多数老年人，年纪越大，口服含有氨基葡萄糖或硫酸软骨素药物的效果越不好，因为机体衰老，合成能力在下降。但临床效果显示，大多数老年人在口服含有氨基葡萄糖或硫酸软骨素的药物后，确实有一定帮助，但不排除是安慰剂效应，也就是我们常说的"心理暗示作用"。

所以，各位患者朋友不一定非要口服药物或关节注射治疗。应该找有经验的医生帮助检查，明确做出诊断，根据个人的实际情况制订医疗方案，不要自己随意买药或强烈要求给关节注射药物，以免造成不必要的麻烦和浪费。

解密膝关节骨关节炎的治疗

研究显示，64 岁以上的老年女性，骨关节炎发病率可以达到 65%，基本达到 2/3。这个研究告诉我们的并不仅仅是数字，最重要的是一种警醒。它提示我们，如果家里有 6 个老人，其中 4 个可能患有骨关节炎。

这就很奇怪了，大家是不是感觉我们周围的父母、爷爷奶奶并没有这么高的发生率。这里要澄清一件事，就是即使得了骨关节炎，也不一定会出现明显疼痛，因为关节软骨并没有神经组织分布。

那么，早期发现骨关节炎后，应该怎么治疗呢？我们能想到的最简单的方法就是吃药。

临床上推荐口服或者局部使用非甾体抗炎药，也就是常用的芬必得、扶他林等药物。但是临床上有无数的研究证实，长期使用这样的药物，很可能造成溃疡病、胃肠道出血甚至心脏病，还可能加重骨关节炎。因为这些药物只是减轻了疼痛，患者很容易忽略疾病的根本原因，更多的不合理运动就会随之而来，当然容易导致疾病加重。

那再看看打针行吗？临床上经常使用透明质酸钠。美容科医生经常使用它，帮助人们保持容颜年轻。其实，它也是我们关节里面一种正常的营养成分，就像发动机里面的润滑油一样。笔者从临床多年的使用经验中认识到，只要合理使用药物，它给膝关节带来的不良反应非常小，而且能在短期内起到缓解疼痛、润滑关节的作用。所以，对于一部分比较严重的骨关节炎患者，推荐合理使用这种药物，因为它不但可以适度缓解疼痛，还可以减少镇痛药物的用量，间接地保护了患者的胃肠道，甚至是心血管系统。如果是比较轻度的软骨损伤患者，其实大可不必使用关节腔注射，因为这种治疗并不能根治软骨损伤，而且存在造成关节感染的风险。这种情况在临床上并不罕见。我们时不时会遇到一个因为关节打针造成感染，最终不得不进行手术治疗的患者。

最后，就是手术治疗。据统计，人工关节置换术已成为全世界第二位的外科手术。这是一个很大的手术，术中、术后出血可能会达到甚至超过800ml。要知道，健康志愿者的献血量一次最多为400ml，说明手术的风险还是很大的。为缓解疼痛而进行手术，一定要医生帮患者好好评估。

笔者遇到的关节置换患者，绝大多数是体型超重的阿姨。说明超重和不合理使用膝关节，才是诱发骨关节炎发生的真正原因，而其在人体的主要病理表现形式，就是大腿肌肉力量的相对不足。

医生提示

要想维持膝关节的健康，首先要强调自我管理，进行力量和神经肌肉训练；其次要减轻体重。

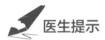

24 岁的年龄，60 岁的腿

我的门诊从来不乏各种运动损伤的年轻人，但最近门诊来的这个又高又壮的年轻人有些特殊，甚至看不出他有什么异常。

这个24岁的阳光男孩虽然年龄不大，但是左膝已经有多年的疼痛史了。经过简单交谈，我还知道他是一名十分热爱篮球运动的业余运动员。

原本他不想来就医，因为近期腿已经不痛了，他本人也不觉得自己有什么问题，就是最近发现自己的膝关节有点外翻，下蹲的时候膝关节发僵。由于心存疑问，又想起前一段时间痛得厉害，就跑到医院拍了X线和MRI，等拿到结果时，他一度认为是误拿了别人的片子，因为结果实在令人大跌眼镜。

24 岁的年龄，症状又不重，可是膝关节已经到了该关节置换的六七十岁的状态！

患者病历

⊙ 主诉及现病史：

左膝疼痛多年。

⊙ 既往史：

无。

⊙ 查体和专科情况：

伸直差 5°；摩膑试验阳性；膝外翻 15°。

⊙ 辅助检查：

X 线：重度骨关节炎表现。骨赘较多，髌骨关节和胫股关节都有。

MRI：重度骨关节病表现。

⊙ 诊断或印象诊断：

左膝重度关节炎；左胫骨外侧平台骨软骨缺损；左膝外翻。

看到这样的结果，不免惊讶！拿出他的 X 线片，不难发现重度骨关节炎的表现，骨赘较多，髌股关节和胫股关节都有。MRI 检查结果也显示为重度骨关节病表现。

可是，24 岁的小伙子怎么会有六七十岁老年人的腿呢？归根结底是没有保护意识造成的。

197cm 的身高，118kg 的体重，长期打篮球，即使膝关节曾有断续的疼痛，也不放在心上，全然没有健康意识。

事已至此，只能给他开出如下医嘱：①如果不痛，先不用做手术。②减体重。③停止剧烈运动，否则将来生活质量可能会很差。因为年纪轻，还不考虑关节置换。④每天进行膝关节压直练习和大腿肌肉力量训练。

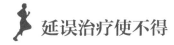 **延误治疗使不得**

俗话说：有病别扛着。有时候不起眼的小毛病拖来拖去，反而会造成不可逆的后果。当身体出现问题时，会发出警告，就要引起重视。

我的一个球友，34岁，左腿打羽毛球受伤半年。刚受伤的时候，症状不重，也不影响运动，只有在长时间运动后有点儿疼。他呢，也就没在意，本身就大大咧咧的，什么都不放在心上，当然也就没去医院看病。

后来，他发现膝关节外侧长了个小包，刚开始拿膏药贴一贴，戴个护膝，包就能变小点儿，所以也一直没在意。结果突然有一天，这个包怎么也回不去了。

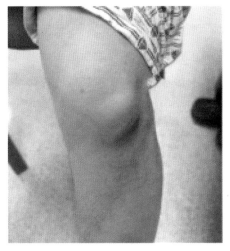

膝关节外侧包块

这下着急了，赶紧来医院看病。万万没想到，这一看，经大夫诊断，是个巨大的半月板囊肿，跟小馒头一样。这回不得不好好治疗了，而且必须做手术。

由于他的"拖延症"，手术治疗也变得复杂了，需要清理囊肿，切除更大一部分的半月板，最后还需要进行缝合。原本做个10分钟的小手术就可以解决，结果这次做了40多分钟。

还有一位大学生，左膝 2 年前就损伤了，但自己一直没在意，仍然进行大量的体育活动，反复扭伤，导致疼痛加重，才来看病。右膝几个月前也发生类似症状，但很轻微。此次经过检查，确诊为"盘状半月板损伤"，双腿需要同时手术治疗。

因为右膝损伤时间不长，手术中发现软骨基本完好，而左膝则因损伤时间长且反复损伤，导致半月板上下两侧的关节软骨均出现 2～3 度大面积损伤（破坏了 25%～75% 的软骨），已造成不可逆性损伤。

当然，这时手术还是有好处的，延缓了关节软骨的进一步损伤。由于半月板损伤引起的疼痛因素已经去除，所以手术后疼痛会明显减轻，能够保留一定的运动能力，减少了出现进展性骨关节炎的可能。

医生提示

如果关节早期有不适感，建议及时到运动医学专科就医。医生也许只需要通过触诊（手法检查），而不需要进行磁共振检查，就可以确定病症了。

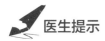

了解膝关节微创手术

膝关节由股骨（内、外侧髁）、胫骨（内、外侧平台）及髌骨构成，是人体最大且构造最复杂、损伤机会亦较多的关节。生活中，有些患者会出现上下楼、蹲起困难，尤其经过有经验的医生进行体格检查、拍片证实是髌骨外侧的软组织（髌骨外侧支持带）特别紧张引起的疼痛，甚至出现髌骨外侧边缘骨赘的症状，可能是患了"髌骨外侧过度挤压综合征"。这种膝关节疼痛比较适合尽早做微创手术治疗，绝大多数患者可以避免将来做大手术——人工膝关节置换术。

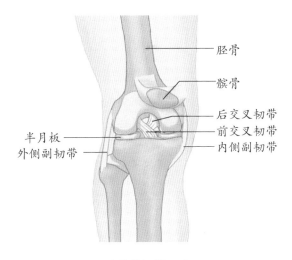

胫骨
髌骨
后交叉韧带
前交叉韧带
半月板
外侧副韧带
内侧副韧带

膝关节韧带组成

1. 手术步骤

(1) 关节镜手术探查：确认髌股关节软骨损伤情况、髌股关节外侧间隙狭窄情况及髌骨外侧软组织的紧张度情况。

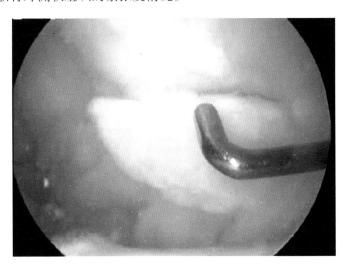

活动的骨赘和严重的完全剥脱的软骨探查

(2) 一旦确诊，可以进行髌骨外侧支持带松解手术，切开紧张而且有炎症表现的髌骨外侧软组织。

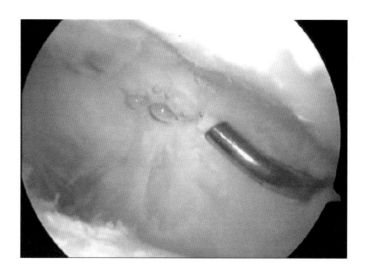

外侧支持带松解

(3) 手术中，注意保护外侧相对正常的肌肉、肌腱组织。

(4) 如果需要，则手术去除髌骨外缘增生的骨赘、游离体、反复磨损后形成的限制髌骨正常活动的鹰嘴样边缘，用磨钻将其打磨平坦。

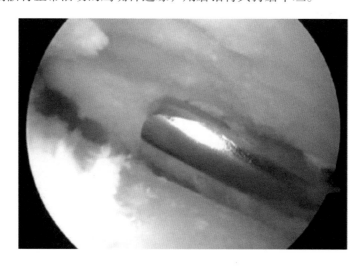

用磨钻打磨增生的髌骨外缘

（说明：关节镜下的这种圆形照片，缩小一些才更接近真实情况，也更清晰）

(5) 必要时，也应该去掉因为髌骨长期向外侧移位导致的股骨内侧滑车增生的大骨赘。

2. 术后主要康复建议和恢复期

(1) 一般术后不会有特别明显的疼痛，也不会影响睡眠。

(2) 术后第 1 天就开始每天练习大腿股四头肌肌肉力量，防止肌肉萎缩。

(3) 术后第 1 天或者第 2 天必须扶拐下床走路，一般不会产生明显疼痛。

(4) 术后膝关节通常会肿胀 4～6 周。除冰敷外，无须任何其他处理。时间到了，积液自然会消除，不必紧张。

(5) 约 1/3 的人术后几天会出现皮下瘀斑（术后皮下出血造成，青紫色表现），持续 1～2 周会自行消失，完全不影响患者的生活和康复，一般也不会引起疼痛，只需要观察即可。千万不要揉和热敷，否则会加重出血。

(6) 如果顺利，患者通常可以在 6～12 周（1.5～3 个月）逐渐恢复一部分下蹲、上下楼梯的功能。具体恢复情况跟术前损伤的严重程度和术后肌肉力量练习的效果密切相关，不是每个人都能恢复好。一般来说，经过 1 年左右，患者的情况会非常好，绝大多数患者的疼痛可以完全消除。

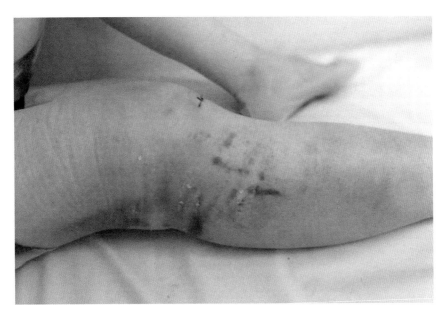

皮下瘀斑

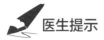 医生提示

> 很多患者术后康复很慢，过于小心，认为手术后就应该自然恢复到完全不痛或者比手术前还好的状态。其实这是不对的，因为术后 1 ～ 2 个月是康复的关键时期，如果患者不敢用膝关节，它就得不到充分锻炼，也就很难恢复肌肉力量和功能，反而不利于康复。所以，鼓励患者术后多进行适当的、正常生活中常用的那些膝关节活动动作，例如脚不着地进行屈伸膝关节、慢慢下蹲、小心练习上下台阶等。如果练习合理，就能够以最快的速度恢复正常生活状态。

性格决定命运

即便是一个成功的手术，如果患者在术后不遵医嘱，凭自己想当然地进行后期康复的话，对于康复结果或者说康复的程度，很难达到手术预期的效果。

两年前，16 岁的小戈很有个性，留着杀马特发型，穿着与众不同。即使他不言语，低调地站在人群里，还是能被人一眼认出来。一次偶然的受伤，致使他的右膝"前交叉韧带断裂"。重建韧带手术并没有让他从疼痛中吸取教训，更令人诧异的是，在时隔两年以后，经过重建的右膝前交叉韧带再次断裂。用他自己的话说，是断得"毫无征兆"！

不得不说，做医生这么多年，前交叉手术做过这么多，像这样的情况真是少之又少。我们又给他进行了右膝前交叉韧带的第二次手术。由于之前的前交叉韧带已经经过重建，不能再"二次修补"了，于是医生不得不从他健康的腿上取两根肌腱进行第二次前交叉韧带的重建手术。手术难度很大，但是非常顺利，后续只要按康复计划进行康复，就可以收获不错的效果。

事情的转折点发生在小戈术后 6 周来复查的时候，大夫又发现一个奇怪的现象：这个男孩在 1 周前私自把本应该戴 3 个月的夹板拆除了。医生突然间明白了一件事儿，就问跟他一起来复查的他的母亲："这个孩子为什么会拆除这个夹板？"得到的回答是："为什么？大夫，这个孩子我实在管不了。"无奈中透着责怪，他的妈妈说这孩子就是这么一种性格，真是谁说也不听，谁也管不了。

就像破案一般，谜底揭晓了——性格决定命运。为什么小戈是百分之几或者说甚至是千分之几概率才出现的那么一个可能，就是重建的前交叉韧带再次断裂这种情况，应该跟他的性格有密切关系。

一般来讲，前交叉韧带重建以后大概需要 10 个月才能真正地成活，有的人时间更长。但是小戈这个孩子有可能在韧带没有成活的时候，就把保护夹板或者保护装置拆掉，最后给了韧带更大压力，让韧带在过大的压力环境中生长，导致长成自体组织的时间更长或者造成一定程度的损伤，于是就更容易断裂。

了解了前因后果，在复查的时候，大夫义正词严地告诉小戈，一定要戴上夹板，按照常规的时间去保护韧带。同时，给他讲了很多如果不"听话"的危害。而且换了角度，以朋友或者大哥哥的身份和他聊天，最终得到了小戈的信任。

这回这个男孩终于对大夫的劝告深信不疑，戴上夹板回家了，还答应会慢慢进行康复治疗。

当我们性格有问题的时候，还是应该合理地去调整。不仅能够让我们的身体健康得到最大限度的保障，今后不管在生活上还是工作上，都能很好地调节和适应。

患者日记：盘腿打坐、走四方——前交叉韧带断裂的康复问题

2016 年 11 月 19 日　韧带撕裂

一次意外的跳跃，让我的膝盖受了伤。由于缺乏运动医学常识，以为是单纯扭伤，没有及时就医。一个半月后仍未见好转，去做磁共振才发现，竟然是"左膝前叉韧带撕裂、半月板损伤"。

2017 年 1 月 3 日　手术

平静地躺在手术台上，我的内心无一丝不安。我能感觉到麻醉师的针头刺入腰椎，还有眼前耀眼的手术灯。慢慢地，耳边传来电钻凿穿骨道的声音，还有锤子砸钢钉的声音。

术后当晚，我感到疼痛难忍，吃了人生中的第一颗镇痛药。一向拒绝消炎药的我，不得不认真地把药吃下去。

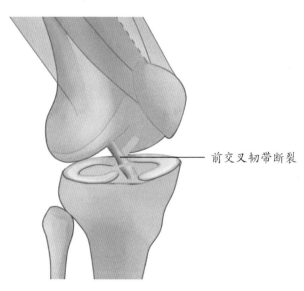

前交叉韧带断裂

前交叉韧带断裂位置

2017年1月7日　康复

抬腿、弯腿、肌力练习中的煎熬，每天掰腿下角度撕心裂肺的疼痛，还有疼痛之后每一次透心凉的冰敷。当恐惧和烦躁来临时，我竟然用上了禅修课时的经验——盘腿打坐，之后内心平和安宁了许多，心中的信念也随之坚定下来。

回首这段时光，有些感想想与大家分享一下。

(1) 做一个听话的患者。术后严格按照医院的康复计划进行自我训练，掰腿也都是自己下手。虽然过程很痛苦，但可以坚持。自身意志力和耐力有了很好的突破。因为我有多年盘腿禅修的经验，懂得量力而行是关键，循序渐进是要诀。

(2) 很多朋友给我推荐了保健品及膝盖注射干细胞的治疗方案，我都婉言谢绝了。除了术后医生开的消炎药，我没有吃其他药物。我想，既然手术很成功，那剩下的只有靠自己好好努力。

(3) 信心和耐心最重要。康复训练的枯燥和疼痛感会让人变得烦躁不安，一定要坚定信念，相信医生，相信自己，坚持康复训练。

(4) 因为手术在冬天，我比较注意术后伤腿的保暖问题，一天泡3次脚，促进血液循环。其间，我还做了足底反射区治疗，效果非常好。术后，我的伤腿肌肉一点儿都没有萎缩，与健康腿的围度一致。

(5) 术后康复的时间很奇妙，真的是时间一到，动作自然解锁。我是前交叉韧带合并半月板体部缝合，第6周才能负重行走，之后一天比一天恢复得好，第9周就能脱拐行走了，第12周已经可以摆脱支具了。时至今日，自我感觉做手术的腿与好腿基本无异。

最难熬的那段路，终究要独自走完，无论夜有多漫长，总会盼来黎明的曙光。

磨刀不误砍柴工——前交叉韧带断裂术前康复的重要性

有人在前交叉韧带受伤后出现腿不能弯曲的情况，其原因很复杂。如果出现这种情况超过 2 周的话，临床上不太建议马上手术，因为这会大大增加手术后康复的困难，延长术后康复时间，导致整体上延长患者术后运动能力的康复。所以，一般建议这样的患者做术前康复。接下来，讲述一个典型病例。

1. 术前特殊情况总结

(1) 受伤：患者在橄榄球实战比赛中，膝盖内扣倒地，膝盖内侧疼痛感较强，不敢弯腿。其他医院一直给予戴护具、休息治疗，入院时弯腿角度不够 90°。经过医生查房商议，建议暂缓手术，先练习弯腿，达到 120° 以上再手术，可以减少术后粘连的风险，同时加速术后康复过程，有利于保存运动功能。

(2) 住院：患者 4 月 19 日住院，以走路、康复、冰敷为主要治疗手段，直到 4 月 24 日才手术。

(3) 术前康复：①进行弯腿练习，逐天增大角度。②扶床进行蹲起运动。③床上抱腿弯曲，弯到一定程度，停留 20 秒，再慢慢放平。按摩膝关节与后群肌肉进行放松。④坐在床边，自然垂腿，看电视或看手机的时候，尽量让腿保持弯曲状态。⑤高抬腿走路。⑥踝泵练习，平抬腿。⑦练习后进行冰敷，这个很重要。

2. 术前康复记录

4 月 18 日：①大幅度弯腿一次，高于 90°，冰敷 20 分钟，弯腿 10 分钟，平直 10 分钟。②自主活动弯曲，小幅度活动到 90°。疼痛感很强，但还能继续弯，到 100° 以上，可以坚持一会儿再平放。弯曲后冰敷。

4 月 19 日：①大幅度弯腿到 100°，慢慢扶床做蹲起运动，然后慢慢做跪姿，没能彻底弯到最低。冰敷两次，一次 20 分钟。②一直在活动状态中，慢慢高抬腿走路。床上自己抱腿弯曲，弯到一定程度，停留 20 秒，再慢慢放平。隔 5 分钟再重复弯曲，循环六七次。

4月20日：①弯腿进行比较顺利，角度一点点增大，进行床上抬腿练习，3次为1组，各组间歇5分钟，做了5组。冰敷20分钟，弯腿10分钟，直腿10分钟。②抱腿弯曲，到达100°时缓慢进行，停留一个动作10秒，再缓缓放下腿，让腿垂在床边90°。③扶床慢慢缓蹲，慢慢起身，按摩膝关节，重复蹲了七八次。进行冰敷20分钟。

4月21日：①围绕走廊活动、弯腿，可弯至120°。②扶床蹲起七八次，然后在床上冰敷。③坐在床上侧面弯腿。抱腿弯曲5次，一次保持10秒，然后按摩膝关节，捏后群肌肉和小腿后面的肌肉放松。④坐在床边，自然垂腿，看电视或看手机的时候，尽量让腿保持弯着的状态。⑤多组踝泵练习，平抬腿。平抬腿时，中间膝关节发不上力，但是可以抬起来，再冰敷20分钟。

4月23日：腿走路完全不痛了，屈伸自如，可以弯曲到130°以上，肿胀也不明显。

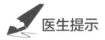
医生提示

　　手术时机非常重要。这名患者经过手术，术后6周竟然可以顺利自然地屈膝到底，比其他前交叉韧带重建的手术患者恢复得要快许多！充分体现了那句老话的真谛——磨刀不误砍柴工！

康复是战胜自己的过程——膝关节粘连术后康复实例

　　有一位女患者，开始在其他医院做的膝关节相关手术，由于种种原因，没有康复好，造成了膝关节严重粘连，腿不能弯曲。术后半年，辗转来到我院，于2015年7月做了关节镜松解手术。

　　膝关节粘连手术在临床上属于高难度的手术之一，是一个非常复杂的手术。因为粘连往往是全关节的广泛粘连，包括肌肉及软组织等都是僵硬的。

手术之后，虽然说空间有了，可以暂时弯曲了，但是其内部还会有出血、愈合及再次粘连的可能。所以说，恢复很困难，甚至需要一个很长的康复过程。

该患者在我院手术后，经历了很长一段康复过程，也出现了很多问题和困难。这些困难不仅是生理上的，更多来自心理。由于这种病的术后康复过程比较漫长，所以在康复过程中，患者会产生各种负面情绪，经常担心、害怕，感觉自己坚持不下去了，看不到康复的希望，甚至跑到门诊来诉苦。

作为临床医生，帮助患者恢复健康是我们的职责，所以我也经常在复查的时候为她鼓劲儿，告诉她康复过程虽然漫长，但只要坚持，就能够获得自己希望的结果。

从 2015 年 7 月到 2017 年初，一年半的时间里，她的膝关节弯曲角度由术前的 95°，达到术后 140° 以上，已接近正常水平。

第二个要说的患者是一个 16 岁的女孩，与前一位患者相同，她也是膝关节严重粘连，而且粘连程度更高，膝关节能够活动的角度特别小，只有 20°左右，腿基本无法弯曲，来我院就诊时非常痛苦。

她在我院做了手术，但术后 3 个月时，腿只能活动到 85°。她当时不仅很沮丧，她的父亲也很着急，甚至到医院来问，他女儿这种情况是不是要再进行一次手术。

这时，作为医生的我同样是不断安慰和鼓励她。在一次门诊复查时，我再次强调让她继续坚持练习，结果 2 周后，她的腿已经能够弯曲 90° 了。

对于患者来说，弯曲 90° 就等于突破了心理关口，后面的康复过程也会更加顺利。经过不断练习，现在她的腿基本能弯曲到正常角度了。

在运动医学临床研究上，膝关节粘连的术后康复一般分两种情况：一种是康复效果非常好，基本接近正常；还有一种是最多康复到 30° ~ 90°。不是每个人都会恢复得很好，甚至有人一点儿效果都没有。

一般来讲，因为每个人的体质不同，手术结果和康复结果也不太一样。对于有经验的医生，会根据手术情况和术后情况判断得相对准确一些，帮助大多数患者的弯曲角度恢复到接近正常，最起码能恢复基本的运动，比如骑自行车、游泳、跑步等。

另外，还需要患者对康复过程有正确的认识，要对自己有信心，对医生有信心。只有心态好了，才能更顺利地恢复。反之，如果中间自己放弃或间断练习，就等同于失去了康复机会。

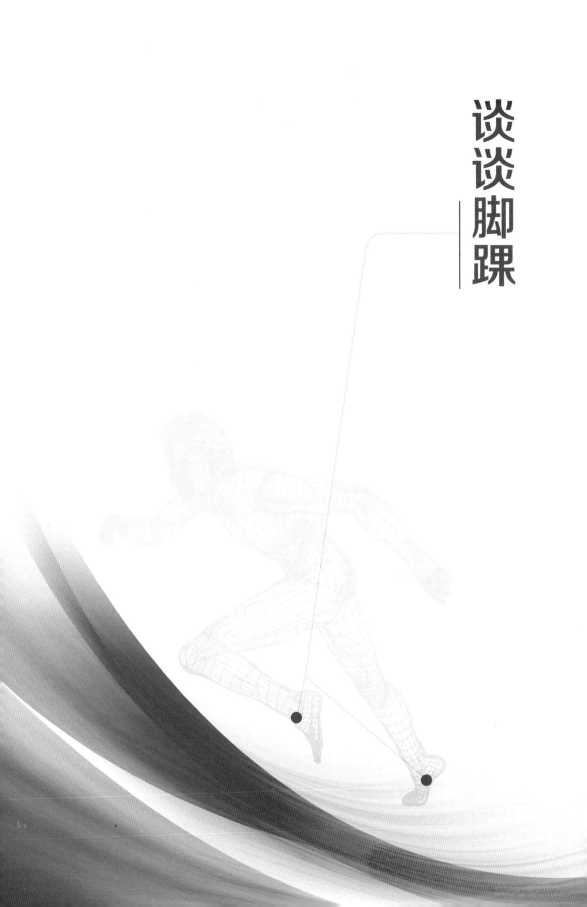

谈谈脚踝

别保护过度，也别随便按摩——踝关节急性扭伤后的治疗宝典

生活中，难免会磕磕碰碰，有人走路的时候就容易出岔子。如果有一定的医学知识，刚好派上用场，但这用心有时候要是过了，就是给自己找累受了。

最近碰到一个二十几岁的小姑娘，下楼的时候不小心扭了一下，当时觉得不严重，但是很快就不能走路了，踝关节又疼又肿。由于她比较关注运动医学方面的信息，马上就把公众号里几篇关于踝关节扭伤怎么处理的文章找出来，看了之后，及时冰敷受伤部位。由于处理及时，踝关节没有肿起来，恢复得也很快。经过一天多的休息，虽然走路也疼，但是起码恢复了走路的能力。

冰敷后第二天早上到医院来，我给她做检查的时候发现：她不但给这个受伤的脚戴着护具，同时给那个没受伤的脚也戴了护具。按她的说法："怕这个脚受伤以后，那个没受伤的脚也歲了。"我听了之后有点哭笑不得，不知道是该夸她细心还是说她多虑。

实际上真的不需要这样过度保护，应该保持双脚经常锻炼和训练。即使一只脚受了伤，另外一只脚也完全能够支撑全身的重量，只是走路的时候要小心。

临床中，经常碰到一些患者会问：踝关节扭伤后能不能泡温泉？能不能理疗？能不能按摩？

运动损伤与一般疾病情况不同，不是所有病痛都可以通过按摩、理疗的手段去治疗，有时候处理不好，结果往往适得其反。

门诊常常可以见到一些很"典型"的患者，本来踝关节损伤得并不严重，没有肿痛得那么厉害，更没有达到脚无法沾地，甚至无法走路的地步。后来到按摩诊所进行按摩治疗，结果几次按摩下来，踝关节越来越肿、越来越痛，甚至不能走路了。

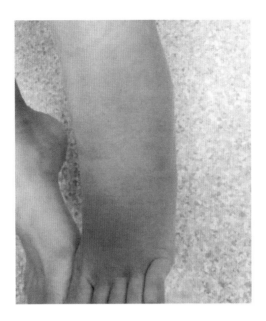

踝关节扭伤（不合理按摩后，肿胀明显加重，范围变大）

事实上，刚刚受伤的时候，不论是骨折还是韧带撕裂，长在骨头上和韧带上的血管都会损伤。这时血管正在出血，如果按摩，显然会导致肿胀更加严重。所以，这时按摩肯定是不好的，也可能是自己给自己办了件"坏事"。

我给出的意见是冰敷、休息、戴护具走路。观察3～6个月，禁忌热敷和按摩。戴护具2周，再用软护踝4周。好转以后，进行踝关节肌肉力量和平衡能力练习。这样，绝大多数患者不需要医生的干预，都能自行好转。

经典的"大米原则"

一般情况下，踝关节扭伤，患者在拍了片子之后，如果未伤及骨头，医生会建议回家休养，但是回家以后还会出现肿痛，甚至有不能踩地或正常勾脚的情况，这时候该怎么办呢？这就需要大家好好了解一下 RICE 原则了。

作为踝关节扭伤的紧急处理措施，RICE 原则（也称"大米原则"）已成为经典。RICE，就是下面4个英文单词字头的缩写：

(1) Rest（休息）：停止走动，让受伤部位静止休息，减少进一步损伤。

(2) Ice（冰敷）：每次 20 ～ 30 分钟，每天 3 次以上。注意不要直接将冰块敷在患处，可用冰水混合物，以免冻伤。

(3) Compression（加压）：使用弹性绷带包裹受伤的踝关节，适当加压，以减轻肿胀。注意不要过度加压，否则会加重包裹处远端肢体的肿胀、缺血。

(4) Elevation（抬高）：将患肢抬高，高于心脏位置，增加静脉和淋巴回流，减轻肿胀，促进恢复。

众所周知，冰敷可以让受伤部位温度降低，减轻炎症反应和肌肉痉挛，缓解疼痛，抑制肿胀。究其原理，主要是冰敷减少了组织胺的释放，减轻了组织对疼痛的敏感性；减轻了微循环及周围组织的渗出和肿胀；减少了血管内皮细胞的作用和血栓的形成；减少了氧自由基的释放等。

还有研究表明，在创伤后的 24 小时之内，微循环障碍及由其继发的组织损伤反应并不明显。所以要尽早冰敷，而且要持续一段时间。早期合理冰敷，可以达到降低组织创伤程度和加快组织修复的目的。虽然冰敷要趁早，但实际的临床经验表明，只要肿了就可以冰敷，即使过了 3 ～ 4 个月甚至更长的时间，冰敷对消肿镇痛的作用依然非常好。

冰敷的要点如下：

(1) 部位：疼痛或者肿胀发生的部位。

(2) 材料：冰水混合物最好。取用冰块，放入塑料袋中（不应漏水，可以用双层塑料袋），加入适量的凉水，制成冰水混合物（温度基本保持在 0℃，容易控制，又不易引起冻伤）。其次是冰棒、化学性冰袋、冷水等。

(3) 时间：一般每次 20 ～ 30 分钟（与冰块化掉所需的时间差不多）。

(4) 频率：每隔 3 ～ 4 小时 1 次。

(5) 疗程：一般在受伤后 48 ～ 72 小时使用（这是一般创伤性炎症作用基本消除的时间）。如果后期仍然肿胀明显，仍然可以适度使用冰敷，有时候结合间断热敷。冰敷和热敷间隔着做，也是非常好的方法，但最好由专业医生进行指导。

踝关节扭伤的保守治疗

踝关节扭伤以后，如果采用保守治疗，须确认韧带撕裂，之后打石膏或支具，因为人类韧带的初步愈合需要 3 周左右。在此期间，不应让踝关节活动。等 3 ～ 4 周之后，便可以更换为硬护踝。这种护具与石膏不同，踝关节可以上下活动（屈伸活动）。只有左右方向被固定，才可以有效保护外侧韧带。这个过程需要 3 ～ 4 周。韧带在愈合过程中，仍然可以上下活动，而且轻度牵拉也有利于韧带修复。也就是说，受伤 1 个月以后必须踩地，即使痛也应该踩地。但要注意观察，如果这种疼痛在短时间休息后可以明显缓解的话，说明没有问题。

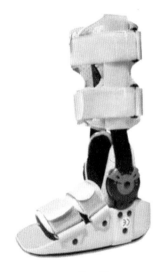

支 具

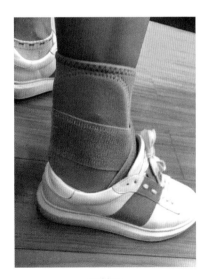

硬护踝

硬护踝戴了 3 ～ 4 周后，换成软护踝，再戴 1 个月。从时间上看，也就达到了我们常说的"伤筋动骨一百天"。

保守治疗可以根据患者的情况逐步开展。一些稍微剧烈的保守练习，如踮脚尖练习，可以有效地锻炼关节稳定性和周围的肌肉力量。一开始是双脚练习，逐步变成单脚，再逐步增加时间、次数。这样，在比较短的时间内，就可以恢复肌肉力量和本体感觉功能。

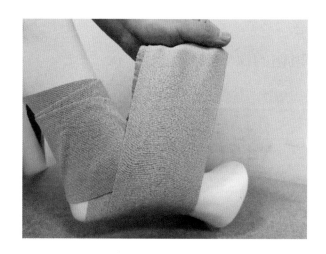

软护踝

再经过 1～2 个月的康复，可以考虑慢跑、轻跳，然后逐渐过渡到快跑、大跳，甚至是打球等，逐渐恢复到以前的运动程度。整个过程往往很长，可能要接近甚至超过半年时间。

 崴脚没骨折，为何一直痛

我们有时候走着走着会突然崴脚，并且伴随着"嘎巴"一声。遇到这种情况，大多数人都不会太在意。

回家休息休息，结果几天不见好，再跑到医院挂号，拍个 X 线片，医生说没有骨折。然而接下来的几天，脚踝越来越肿，不仅不见好，反而还有加重，一踩地就痛得受不了。

其实，上面说到的这种情况是比较严重的。大家一般会忽略两个问题：一是伤后没有固定；二是伤后没有做任何处理。

崴脚时听到"嘎巴"一声，肯定是伤到哪儿了，如果没有骨折的话，最可能的就是韧带撕裂。韧带撕裂一般不影响生活，所以非常容易被忽略。如果韧带损伤后处理（尤其是固定）得不及时，就会错过最佳治疗期。

韧带撕裂后，专业的运动医学科医生一般会帮患者打石膏或用支具固定至少3～4周。经过治疗，将来便很少再扭伤。但有的患者崴脚后没有当回事儿，这就容易落下一个"习惯性崴脚"的毛病。主要是因为当时没有恢复好，导致韧带松弛。要想恢复正常的水平，就只能采取手术修复治疗了。

所以，在此提示各位患者，千万别拿崴脚不当回事儿，"嘎巴"一声崴脚了，最好还是及时就医。

正确面对手术

一个搞羽毛球专业的男孩，因为一年前脚踝扭伤了两三次，导致反复扭伤，而且发现踝关节内侧持续疼痛，不能继续打羽毛球了，于是来医院就医。

经过手法检查以及核磁显示，他是"距骨骨软骨损伤、距腓前韧带损伤及跟腓韧带损伤"。

今天正好是他术后接近6周，来门诊复查的时间。没想到的是，他跟正常人一样走进门，还告诉我已经可以到处溜达了。事实上，他术后打了4周的石膏，等于到现在才刚刚拆石膏2周。他感觉自己跟正常人一样，能够四处走，而且走路的时候也不疼，肿胀也已经基本消退了。

借助这个堪称"完美"的病例，想告诉大家：很多踝关节扭伤的患者，没有必要承受那种反复扭伤或者持续疼痛的痛苦，也许合理的手术可以给你带来更快的康复，不用讳疾忌医。如果能尽早治疗，会给你的健康带来非常大的好处，也可以节约看病时间。因为快速康复，以后都不太会影响你的运动和生活。如果错过最佳的治疗时机，反而在时间、财力、精力上花费得更多，还不如把问题尽早解决。比如这位患者，我们估计3个月就可以进行专项体育训练了。

其实很多手术没有那么可怕，我们要正确面对。

踝关节扭伤的手术治疗

一般临床上踝关节扭伤有两种治疗形式：保守治疗和手术治疗。两者的区别在于，手术治疗是面对伤得比较重的。临床经验认为，比较严重的韧带撕裂，如距腓前韧带和跟腓韧带一起撕裂，尤其是运动员或者对运动要求很高的普通体育爱好者，手术治疗恢复得比较好，而且比较快。

如果手术进行得比较顺利，术后2～3个月基本上可以恢复运动。手术后，康复医生会帮患者制订康复计划，毕竟手术的成功与否，很大程度上取决于术后的康复做得如何。现分享一个病例给大家。

小张是一名大学生，在一次校足球比赛中与人争头球，身体失去重心，左脚踝外侧落地，导致受伤，同时听到一声清脆的响声。经过观察和简单处理，发现并不是骨折。但脚踝肿得像馒头一样，随即到医院就诊，X线检查诊断为"疑似外踝撕脱骨折"，暂时看不出韧带的问题，遵医嘱做了固定处理后，回家继续进行冰敷和静养。

1周过去了，脚踝肿胀并未减轻，而且不能落地，遂再次到医院复查。医生开了一些外用和内服药（具体不详），要求其回家继续静养。但遵医嘱用药2天，仍旧没有好转，便来我院运动医学科就诊。简单查体后，初步诊断为"踝外侧距腓前韧带断裂"。谨慎起见，建议他做MRI检查。MRI检查结果显示，距腓韧带腓骨端完全断裂。

据此医生给出了两个方案：方案一，立即手术。优点是恢复速度和效果会更好一些，如果理想的话，可以恢复到之前95%的水平，甚至更高，而且所需时间也更短。方案二，保守治疗，自行静养。但是需要1～2年，而且完全断开的韧带存在长得不好的可能，恢复后的水平仅为之前的70%～80%。患者思考再三，决定接受手术治疗。

手术过程很顺利。术后正常饮食，嘱患者在2周内只能做一些腰腹力量、上肢力量（哑铃）的练习，以及一些简单的患肢康复练习。术后2天出院。

2周后，患者到医院换药拆线。经检查，恢复情况不错，嘱患者在1周之后，可视情况进行戴石膏踩地走路康复，也可视情况由 2 个拐变成 1 个拐。此后 2 周，嘱患者继续进行腿部肌肉力量恢复，并在术后第 4 周结束，拆除石膏。

拆除石膏后，患者开始在硬护踝的保护下进行踩地练习，从轻踩到慢慢把身体的重量压到患肢上。患者基本上用了 1 周左右的时间。

术后 5 ～ 6 周，患者开始加重患肢踩地，不适感减轻，可以慢慢尝试脱拐走路。术后 6 周来院复查，恢复良好，可以脱拐走路。

这种病例，如果采用保守治疗，一般达不到这个患者的恢复程度和恢复进程。

换双气垫鞋

在看门诊的时候，突然有一位 60 多岁的大叔进来，一边推门，一边跟后边的人说："快进来，就是他！就是这位大夫！"

我听得一脸茫然，刚想问怎么回事，这位大叔就机关枪似的开口了："3 年前，就是他跟我说我得的是跟痛症，不用治，回去买一双运动的气垫鞋，穿上一年，应该就没问题了，结果真的就好了。"

伴随着他爽朗的笑声，我好像回忆起这件事儿……

我刚想开口，"机关枪"又开口了："这大夫自己就得过这个病，当时告诉我说你穿气垫鞋，反正最后就好了，什么都没治。开始我不信呀，后来想想，反正自己比较懒，就按他的方法治吧，没承想，真的就好啦！"

其实，跟痛症有很多种原因，我们说的是真正的足底下那个点，脂肪垫那个区域疼痛引起的跟痛症。这种跟痛症大都能自愈，可能时间会比较长。有的人需要维持好几年，最短的至少也要几个月才能康复。就比如我自己，接近 4 年才好。这种跟痛症一般都是活动多了，脚后跟踩地踩多了，蹦跳多了，或者鞋底太硬造成的。所以，把这些问题的病理因素都去掉，然后以穿软底、厚底鞋为主，慢慢就会好。这种跟痛症虽然是个病，但是不影响生活，大多数人生活都没有问题，不需要吃药、治疗等，仅仅观察一段时间，慢慢就好了。

临床发现，人体很多疾病是可以自愈的。有人统计过，80% ～ 85% 的疾病是可以自愈的，跟痛症就属于其中一种。所以，我们在对待很多疾病的时候，还是需要耐心的。

就好比我们医院有个专家做的比喻，很形象，也很有意思。他说四五十岁的男士，好多人都得过跟痛症，包括他在内，过几年自己就好了。总结起来，就好比男性更年期，来几年就走了，成了男性更年期的一个表现似的。虽然这个比喻有点儿半开玩笑，但是确实反映了一个现象。这跟女性更年期有时候易怒、易烦躁一样。像我母亲在更年期阶段心电图的 T 波都出现了，当时我非常担心，找了老师特意请教，后来才知道就是更年期的问题，过了更年期自然而然就好了。

人体有很多现象需要医生去了解，然后把这些知识传播给病人，这样可以帮助病人减少很多麻烦。

临床上看到很多病人到处治病，因为这个跟痛症本来就需要花很长时间才能康复，所以无论用什么办法都不可能在短期内治好。有的病人就以为自己得了什么严重的病，做各种检查，什么 MRI、CT 等，甚至有的病人还要去打封闭、做针刀等，最后越治越差，甚至好多年不好，最后不得不接受手术治疗。花很多钱不说，还花了更多时间来做一些没有太大意义的治疗，对社会医疗资源也是一种很大的浪费。

这里我也想提示各位病友，病症明确了以后，如果不是什么大毛病，应该放松心态，给身体足够的时间去康复，要相信身体自我修复的能力。

🏃 跟痛症的治疗

跟痛症是足跟部位(一般指跟骨前结节部位——位于足底后部负重区中心，即足跟下面踩地的部位)非特异性疼痛性疾病的总称。

这个部位的疼痛主要来源于两个部分：一个是止点位于此处的跖腱膜；另

一个是跟骨前结节部位的软组织，如滑囊、脂肪垫等。前者跟足底受牵拉时的疼痛更有关系，后者主要是足跟局部触地时的疼痛。临床上，恐怕只有医生可以分辨，因为两者离得太近，普通人很难区分。

一般跟痛症是过度地蹦跳落地或不恰当地走路过多，尤其是鞋底较硬造成的。所以，治疗首先要去除病因，即先适当减少走路，然后最好长期穿厚软底的运动鞋，特别是带缓冲气垫的运动鞋。

当然，对于跖腱膜跟骨止点的损伤，还应该将足弓垫起来，减少其受力，这样才可能较快好转。

医生提示

　　跟痛症恢复得很慢，患者千万不能着急，尤其不要轻易进行封闭治疗，否则更不容易完全康复。我就曾经因剧烈蹦跳而罹患双足跟痛症，好几个月不敢全脚掌着地走路，上下楼也只能用前脚掌慢慢踩着楼梯，慢慢上下台阶。天天穿着气垫鞋，其他类型的鞋子都不敢穿。初期采用冲击波、热水泡脚等方法治疗，发现治标不治本，所以索性任其自行发展。结果4年左右的时间，此症竟不治而愈。这也从另一个角度说明，有些病可能很长时间才会好，患者不能太着急，应该有个平和的心态，这对康复有很大帮助。

 踝关节肌力与平衡能力的锻炼

踝关节扭伤是生活中最常见的关节运动损伤。当然，不运动照样容易发生，例如下楼梯或者踩在不平坦的地面上引起踝关节扭伤，也特别多见。

而踝关节周围的肌肉力量和平衡能力（人体本体感觉能力）状态，跟预防踝关节扭伤尤其是复发性扭伤有非常大的关系。在这里，介绍一些练习方法，应该会对大家有所帮助。

1. 单足或者双足提踵练习

单足或者双足提踵，即提起脚后跟、踮脚尖，是最方便、最容易做到的练习，也是既练习肌肉力量又练习平衡能力非常有效的好方法。

具体练习次数，可以根据自身踝关节的情况而定，比如 20 次或 30 次等，每次坚持 5 ～ 10 秒，或者一直练习到疲劳为止，这算一组。然后休息 1 ～ 2 分钟，重复练习，按照之前确定的次数或疲劳为止。一般每天重复 3 ～ 4 组，可以起到明显的效果。

2. 平衡能力练习

找一个软硬适中的垫子，体育用品商店很容易买到，当然，网上购买也很方便。单脚独立，每次坚持 5 ～ 10 秒，重复 20 ～ 30 次为一组，或者一直练习到疲劳为止。

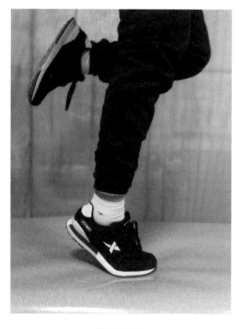

提踵练习

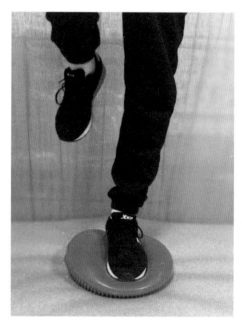

平衡能力练习

3. 踝关节周围肌肉力量练习

把弹力带作为阻力来源，让踝关节向不同的方向进行抗阻力练习，可增强相应方向的肌肉力量。练习次数和组数，可参照提踵练习。

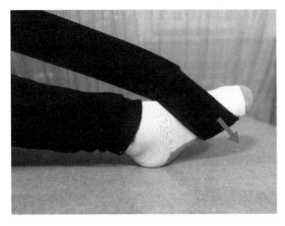

扫描二维码
观看踝关节周围肌肉力量练习视频

踝关节周围肌肉力量练习

 如何避免踝关节反复扭伤

最容易发生关节韧带扭伤的部位之一就是踝关节，因为两个踝关节是整个小腿最细的地方，也是腿和脚之间的连接部（正好是拐弯部位），活动时承受由于体重带来的压强很大。

从解剖学来讲，踝关节的关节面就像一个马鞍，主要是前后活动，左右活动很小，所以它主要是完成勾脚尖和绷脚尖的功能，而内外翻转的角度则要小得多，这跟踝关节的扭伤方式有直接关系。由于外踝的腓骨尖端比内踝的胫骨尖端骨头要低一些，也就是站立时离地面更近一些，所以这样的解剖弱点导致踝关节 90% 以上都是整个脚翻向内侧扭伤（内翻损伤）。显然，由此导致的踝关节损伤往往都是外侧组织结构（如韧带、骨、关节囊等）的损伤，因为内翻扭伤时，踝关节外侧的结构往往会被过度牵拉。

当踝关节扭伤造成外侧韧带等结构损伤后，往往损伤部位会出现明显的疼痛、肿胀、无法行走等症状，到医院骨科或者运动医学急诊拍个 X 线片，往往是最初的诊断方法。因为 X 线片只能显示骨头是否骨折，而无法显示关节囊、韧带等软组织结构，所以即使 X 线片正常，只要当时损伤严重、肿胀明显、脚着地时疼痛严重，都提示可能有软组织损伤，可以采用最直接的影像学诊断方法，即 MRI。当然，有经验的临床医生的手法检查是最重要的。

如果受伤后无法立即去医院，一般推荐大家采用冰棍或冰袋冰敷（参照第 75 页 RICE 原则章节）疼痛肿胀处，以减少受伤后出血，这样可以使康复时间缩短。

如果在医院被检查出韧带断裂，尤其是两根韧带的联合断裂，可能就不得不采用急诊手术修复韧带了，否则容易遗留踝关节疼痛、稳定功能变弱、容易反复扭伤等问题。即使损伤较轻，往往也需要石膏或限制踝关节活动的支具固定最少 2 ～ 3 周，给受伤部位自行修复的机会。

不管是否手术治疗，其后的康复锻炼，是确保踝关节扭伤患者最终恢复正常生活，以及运动中减少踝关节慢性反复扭伤发生的重要手段。

合理保护踝关节，就是保护我们的运动能力。任何治疗方法都不如预防损伤更重要！

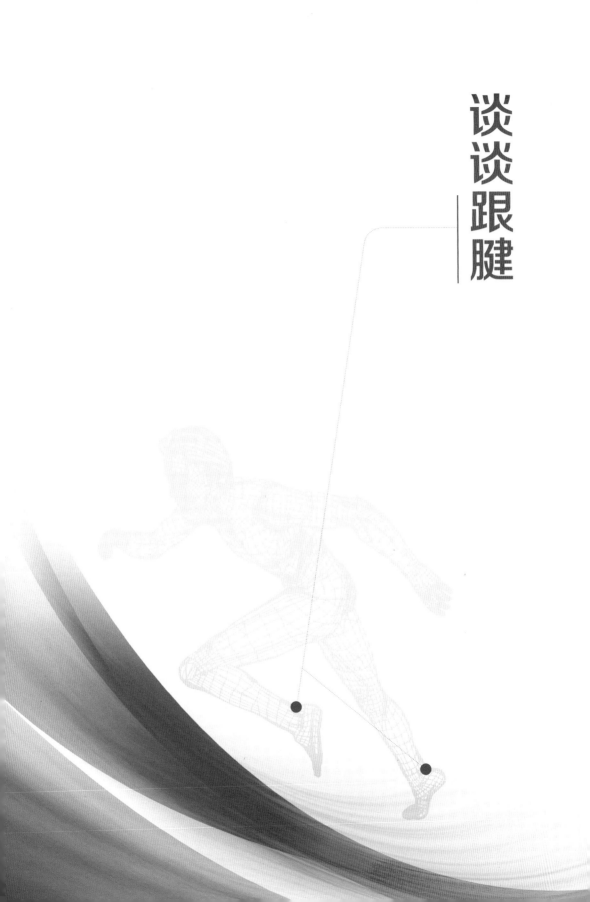

谈谈跟腱

🏃 网球腿

一个 40 多岁的男性，特别爱打网球。因为最近工作特别忙，出差一个月没打网球了。回来以后找个机会直奔球场，结果刚上场不到 20 分钟，就有种小腿腿肚子被网球打了一下的感觉，"砰"的一声，就不能再运动了……

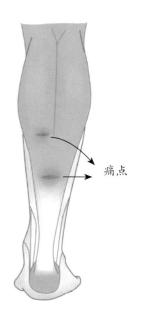

网球腿痛点

他的这次损伤不是常见的跟腱断裂，而是另外一种常见病——网球腿。这个病的特点是损伤不在跟腱中部（跟腱断裂通常在足跟后面骨头凸出往上 5～7cm 处），而在小腿肚子中间或者稍靠下一点儿（小腿肌肉向下方明显变细的地方），医学上称为"腱腹交界处"。

网球腿是非常常见的小毛病，但治疗不慎就会久治不愈，影响运动能力的恢复。这位先生说，5 年前另外一条腿出现过类似的情况，当时不明白是怎么回事儿，又针灸又按摩，半年多才好。

实际上，正确的治疗方式很简单：不用任何药物，严禁揉搓、按摩和热敷。只要冰敷 3 天，最好完全不踩地，一般 1 周可以基本不疼，2 周走路正常，3 周可以踮脚尖，并开始专门提踵练习，6 周可以逐渐恢复慢跑，8～12 周可以逐渐恢复剧烈运动。

在我们临床上，有好几个四五十岁甚至是六七十岁的网球爱好者，都可以在 12 周左右逐渐恢复轻度的网球运动，3 个月之后，也就是伤筋动骨 100 天以后，恢复到以前的状态。这需要合理正确的治疗，假如没有经过正规的治疗，很多人可能半年都不能再打球。

所以说，科学治疗非常重要，尤其是运动损伤。现在很多人对运动损伤的认识是有误区的。其实方法特别简单，就是冰敷、休息加制动。希望大家能够通过合理的治疗，以最快的速度康复。

跑马跑出的烦恼

下面介绍的这个病例是患者主动提出将自己跑步受伤的经历与大家分享的。

患者 35 岁，身高 1.8m，体重 88kg（之前 95kg），在银行工作，喜欢跑步和器械力量健身，跑龄 2 年（之前有点儿长跑基础）。目前症状为左脚脚后跟跟骨下滑囊炎、右脚跟腱末端部分断裂兼末端病（已安排手术治疗）。下面把患者及其跑友整个受伤经过逐一向大家介绍。

患者自 2015 年 5 月恢复减脂跑步，开始每天只跑 5～8km，每周 4 次，跑的地方由塑胶跑道（软）到公园道路（硬），穿的鞋鞋底薄。2015 年 10 月加入跑团，第一次在公园跑了 21km，当时体重 96kg，2 小时 10 分跑完。11 月开始加量，每天在公园里慢跑 12km，每周 4 次。年底，左脚脚后跟下面开始疼痛，用药一段时间，没有效果，开始封闭治疗，治疗后疼痛基本消失。

2016 年 4 月参加北京长跑节半马比赛，当时用时 1 小时 45 分，身体无大碍。之后 2 周开始高强度训练，最狠时每天跑 15km，平均每千米 4 分 30 秒，连续跑了 5 天。2016 年 5 月参加了大兴月季大会半马比赛，又是全力跑完，用时 1 小时 35 分。此时右脚跟腱末端跟骨开始疼痛，涂药 2 个月无效（其间仍然坚持跑步），开始在跟骨后左侧注射 1 针封闭药物，不痛了就继续跑。1 个月后，跟骨后右侧又痛，注射第 2 针。2 周后，跟骨中间疼痛，注射了第 3 针（此时运动受限，不能快跑）。2 天后，也就是 2016 年 9 月底，参加了单位组织的运动会男子 800m 比赛，跑时就很痛，忍痛跑完，获得第一名。到达终点时，右脚突然无法走路，感觉像是跟腱撕裂了，随即送往大兴某医院急诊，经 B 超和 MRI 诊断为"跟腱部分断裂"。

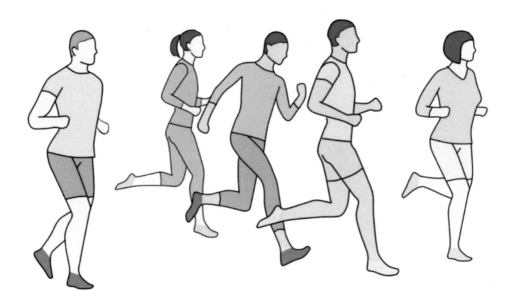

跑步场景

以上是患者的跑步经历，下面我再结合临床经验给大家分析一下：

(1) 长期超负荷运动，造成肌腱和周边软组织慢性炎症，未及时休息调整，继续超量运动，加重病情。

(2) 不要轻易打封闭针，对肌腱和骨骼有很大副作用。休息、理疗康复才是解决大多数软组织损伤最有效的方法。

(3) 加强肌肉力量训练。肌肉力量强大，可以有效保护关节。

(4) 要了解自己的身体，做适合自己的运动，循序渐进，适量适度，不要攀比。

(5) 运动前做好热身，运动后做好拉伸。多学习运动损伤相关的急救知识，以便在第一时间及时有效地处理。

(6) 合理饮食，定期检查身体，防止痛风等全身性疾病带来的关节疼痛。

总之，现在很多人都在跑步，参加各种比赛，但又有几个懂得科学健康的跑步知识。我们要健康跑，快乐跑，不是受伤跑，来回来去医院跑！

🏃 大多数人跟腱都是这么断的

患者写在前面的自白

你是一个热衷集体活动的人吗？反正我是。不管单位里组织团建还是拓展，或是运动会，我都会积极参加。可能跟性格有关吧，加上原来20多岁的时候酷爱运动，即使现在34岁了，也觉得自己依然是运动健儿。

这不，恰逢单位组织足球比赛，我第一个报名参加。虽然好久没运动了，但是技巧都记得。上场前进行了充分热身，还和队友一起制订了完美的制胜计划……结果悲催了，刚刚上场，热血已经燃烧起来，自己像个马上要飞起来的箭，刚刚上场5分钟，一个弓步，只感觉在后面的脚一蹬，紧跟着脚后跟上方"砰"的一声。不知道怎么了，跑不起来了，脚后跟没力量了。虽然不疼，但是那种在赛场上无力绝望的感觉，真是难以言喻。

比赛是参加不成了，被同事拉着直接跑向医院。要说我就是幸运，碰上运动医学的大夫值班。经过检查，确诊为"跟腱完全性断裂"。大夫什么也没说，直接把我收入医院病房，我这还没回过神儿呢，就准备做手术了，这也太快了！刚刚在运动场上兴奋的脑神经渐渐冷却下来，我已经躺在手术台上了。

真是又庆幸又后怕。庆幸的是，跟腱断裂及时赶到医院，第一时间治疗。后怕的是，大夫说，跟腱是我们身上最粗的一根肌腱，它可以承受非常大的力量，有的人甚至可以承受上千斤的力量。但是，由于我只是年轻的时候爱运动，这几年一直没怎么动过，高估了自己现在的运动能力，才造成了这个局面。

痛定思痛，以后为了身体健康，也为了能在单位组织的活动中继续挥洒汗水，我打算每周锻炼3～4次，以更好地维持自己的身体状态。

医生说在后面的话

上面这位患者朋友是一个非常典型的跟腱急性断裂病例，尤其是他跟腱断裂时的受伤动作，跟腱断裂的脚在后轻轻一蹬，跟腱就断了，且平时不怎么运动，突然一运动造成的。我最近的 11 个急诊跟腱断裂的病人，经统计发现，其中 6 人（也就是超过 50%）都是这个原因。年轻的时候，身体都比较好，觉得自己现在也没问题，突然去参加足球、羽毛球、篮球这样的运动。运动过程中，轻微地向前蹦或者向前启动这么一个简单动作，跟腱就拉断了。

跟腱其实是人身上最粗的一根肌腱，有时可承受千斤之力。如果好长时间没有运动，肌腱组织会变得比较脆弱。尤其是有的人爱吃肉，尿酸高；还有就是高血脂。当然还有一个原因，就是这个受伤的脚在后面，这个时候跟腱的位置，也就是脚踝与跟腱之间的成角变大，跟腱很容易在一个很轻的力量作用下，因为杠杆的作用和失去脚踝两侧肌肉的保护而断裂。

所以，在此特别提示那些挺长时间不运动的年轻人，往往都在三十来岁，一定要坚持每周锻炼的频率，如果是比较合适的球类运动或者跑步的话，最少每周 2 ~ 3 次，这样才能维持身体的状态。

如果长时间不运动，以后重新运动的时候，一定不要太冲动，要慢慢踢、慢慢跳、慢慢跑。不要追求技术动作的完美，不要追求每个球必须抢得到。

特别是中老年运动爱好者，这个球够不着就不够了，这样就能大大减少损伤机会。正好今天有位跟这个患者同一天手术的 70 岁的老年人，他就特别爱打羽毛球，人家打了几十年的羽毛球，都没有造成跟腱断裂，就是因为一直能够坚持运动，所以他的肌腱、骨头、软组织状态都比较好。说了这么多，就是建议大家：保持运动的频率，不要很久不运动后贸然运动，以免造成不必要的运动损伤。

🏃 跟腱痛，你还敢打封闭吗？

有一位 64 岁的老年人，因为跟腱疼痛，到医院进行了两次封闭治疗，也做了两次小针刀。经过几次治疗后，非但没有好转，反而在上楼梯时由于用力不慎，导致跟腱止点出现了非常大的撕脱骨折，就好比在刮狂风时，大树被连根拔起一样，不得不接受急诊手术治疗。

不过，这位老人还是比较幸运的。经过手术治疗，医生把撕脱的骨折块清除掉，同时把跟腱末端增生的骨块也切掉，使他的跟腱恢复到了基本正常的状态。

但麻烦的是，术后需要至少8周的康复时间，其间需要戴着石膏和拄双拐。除此之外，还要面临感染、跟腱再断裂等风险。

封闭治疗，实质上就是应用某种激素（一般是非甾体类固醇激素）进行疼痛部位的局部注射，以期缓解疼痛、恢复功能的一种治疗手段。

但是，打封闭本身就有不少副作用，肌腱断裂和脂肪萎缩尤为明显和常见。其实，这种治疗的止痛作用也是有限的，对于没有经验的医生和患者，不建议随便尝试。

我们运动医学研究所很早就做过相关的实验，研究结果显示：在髌腱末端内打药做实验，无论是激素还是活血的丹参溶液，最终都会导致肌腱胶原断裂。这跟国际上的动物实验研究是完全吻合的。

打过激素以后，最麻烦的一个问题是：很难再通过自身的能力使损伤得到几乎完全的恢复。我的几个"网球肘"亲戚，都没打过封闭，最终都比较快地顺利痊愈，而且再未复发。

像这样的老年患者，在进行封闭治疗和小针刀治疗之前，如果及早去运动医学科听听医生意见的话，很可能在早期通过一个小手术就能得以治疗。而等到发生断裂意外后再就诊，就只能接受风险较高的大手术了，而且术后的康复过程也更加漫长。

🏃 跟腱断裂的保守治疗

这是一位曾经跟腱断裂的患者，他对跟腱断裂的治疗有过切身感受，现在将他的治疗锻炼过程写出来，希望能够对"断友们"有所帮助。患者口述如下：

朋友邀我小酌，4两酒下肚后，同事打电话约我去打篮球。考虑到运动可以发汗、散酒劲儿，于是穿上足球鞋就上篮球场了。上场半分钟，起跳抢篮板，就觉得左脚脚后跟像被人打了一下，可回身看，附近并无一人。落地时后脚踝已然不能活动了，当时第一感觉是可能跟腱断裂了。现在想来，本人打了二十几年篮球，从未受伤，这次受伤的罪魁祸首可能就是穿不合适的鞋子和酒后打球了。

次日，照常上班，下午在同事的劝慰下，来到家附近的一家医院。听医生说道："应该是跟腱断了，必须马上手术。"但由于病房床位的原因，无法在这家医院手术。医生一再嘱咐："跟腱断了必须手术，自己是长不好的。"

几经辗转，我又来到一家医院的运动医学科就诊。趴到床上检查后，医生告诉我跟腱已经全断了，断裂的位置大概在脚踝上方 5cm 处。医生接着说："你是打算保守治疗还是做手术？保守治疗需要打石膏 8 周，手术需打石膏 6 周。如果不做太剧烈的运动，建议保守治疗，恢复效果差不多。"我当然觉得不挨刀最好，最终选择保守治疗。进入治疗室 10 分钟左右，石膏就打好了，医生告诉我 3 周后再来医院复查。

2 天总共花费 400 多元，没做 B 超、MRI 等检查，但我还是有些担心，因为其他三家医院都让做手术，还说不做手术肯定好不了，可这家医院的医生却说保守治疗也可以！

3 周后，我到医院复诊。医生告知长得不错，让 3 周后再来医院换弹力绷带。这次在医院只待了不到 10 分钟。又过了 3 周，换成了弹力绷带。

第 7 周时，彻底拆掉了石膏。医生说长得很好，但要防止二次断裂，所以一定要垫脚后跟足跟垫走路。建议继续拄双拐 1 个月，再拄单拐半个月。可以根据自己的情况做辅助练习，加快恢复。

第 8 周时，尝试拄拐慢慢走路。开始几天，脚踝还是会肿，所以赶紧冰敷，并尝试坐在椅子上下压脚踝。经过一点儿一点儿的尝试，跟腱逐渐没有了拉扯感。

第 9 周时，丢掉拐杖，开始慢慢走路。只要脚踝不用力，上楼基本没有障碍。脚踝可弯曲到 90°，走路速度也已恢复正常，只是脚踝仍不敢用力。

第 10 周时，脚踝已经感觉不到太大的拉扯感，脚踝功能基本恢复正常。

经过 2 个多月治疗，深切体会到跟腱断裂并不可怕，保守治疗也是能够长好的。拆掉石膏前，严格按照医生的要求治疗。摘掉石膏后，根据自己的情况尽快下地走路，只要没有太大的拉扯感，大胆地走，大胆地锻炼。当然，一定要避免脚踝突然用力，避免跟腱二次断裂。

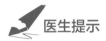

医生提示

　　根据我们运动医学科医生的经验可知，急性跟腱断裂进行急诊手术缝合是最快、最稳妥的恢复方法。只有运动要求较低或皮肤条件不好、受伤时间超过 7 ～ 10 天、运动量不大的中老年人等情况，才适合选择保守治疗。因此，患者适合进行何种治疗，需要及时到专科医院就诊，主动与医生商量，才能帮您选择最合适的方法。

解读跟腱末端病

◎病例1

　　患者苗某，男，62 岁。年轻时喜欢看书，很少运动。46 岁时，有一天早晨，突然感觉一根手指发麻、发胀、发热，到医院看急诊，医生说可能是一过性脑血栓造成的。输液治疗 1 周，症状解除（后来他才弄明白，其实是颈椎骨质增生造成的）。

　　在老伴的督促下，他从 47 岁开始爬山，随后又开始打乒乓球和摄影，兴趣越来越多，且一发不可收拾。

　　至 2014 年，患者已坚持爬山 15 年。其间曾发生过膝盖、踝关节扭伤等状况，患者都采用各种办法（包括民间偏方）治愈了，并在运动中注意保护，之后膝盖、踝关节没有再出现问题。没想到的是，之前没受过伤的跟腱这次会出问题。

开始时，只是左脚跟腱有点不舒服，患者自觉地减了一些运动量，但有一次追公交车，刚一跑，就觉得痛得受不了。当时以为是崴脚了，后经某三甲医院骨科医生诊断为"跟腱拉伤"，从此开始了漫长的求医之路。

先是在中医骨科医院和综合医院骨科看了半年，又到私人骨科门诊看了1个半月。前后看了8个月，不但没好转，反而越来越重。经同事建议，到我院运动医学科就诊，从网上查询到这里擅长治疗跟腱，就挂了一个普通号。

就诊后，医生告知是跟腱发炎，先进行保守治疗，给患者开了一些泡脚的药。但1个半月后，药用完了，疼痛只是有所减缓，并没有完全缓解。患者又来复查，医生检查后，开了相关化验单，让患者去做检查。

2周后，患者带着各种化验检查结果前来复诊，医生建议手术治疗，理由有二：一是手术成功的概率是90%；二是手术后功能恢复可能达到90%。患者觉得自己现在已经无法走路了，手术失败的最坏结果不过是走路仍然疼痛而已，就欣然接受了医生的建议，同意进行手术治疗。

2015年9月14日，患者顺利接受了"跟腱末端病变清理术"。只是没想到，患者体重发生了很大变化。患者受伤前体重85kg左右，受伤后因停止了运动，体重开始增长，到术后3个月复查时，体重达99kg，根本不敢走路。医生要求患者必须尽快减重，否则手术效果很难保持，并建议游泳。患者很严格地遵医嘱执行。虽然平时根本不喜欢游泳，但还是办了一张游泳卡，决定每天游1小时。

坚持了1个月，真的见效了，患者感觉走路都有劲儿了。但到了2个月的时候，患者出现了胃部不适感，又去综合医院消化科看病。医生听了患者的情况介绍，告知是因为饥饿引起的。主要是由于运动量增加而饭量减少，导致食物在胃里停留的时间过短，致使胃黏膜与胃液接触的时间过长而引起不适，建议患者少食多餐。

患者游泳2个月后，体重开始回落；3个月时，体重回落了5kg。患者又恢复了每天早晨走4.5km的习惯，能够上下4层楼，还能站着乘公交车了，这在患者手术前是根本做不到的。

游泳4个月，也就是术后7个月的时候，患者感觉完全康复了，或者说恢复了 80% 以上。可以爬楼梯、站着乘公交车、走路 2 小时以上，外出拍摄时还能爬山，且跟腱并无不适感。

然而好景不长，这种状况只持续了 2 个月，患者跟腱伤处又开始疼痛了，只好停止早晨走路，每天的运动量仅通过游泳来完成。等到 12 个月复查时，患者的体重从 99kg 减到了 89kg。

患者将 1 年来的各种变化向医生做了描述。医生提醒患者在感觉好时，活动量无意间有些过大了，所以导致伤处再次出现疼痛。应继续康复训练，走路要少一点儿，过一段时间再看看，如果状况持续，可以考虑再做一次手术。医生还建议，患者在心理上要把自己当作健康人，在行动上要提醒自己是个患者。

经过长时间的治疗和康复，患者对自身的病情慢慢有了体会。首先是跟腱末端发生了病变，因为 2014 年一直感觉左脚跟腱不舒服，几次准备爬山走远路，都因跟腱不舒服而放弃，但也没大问题。直到追公交车拉伤后无法走路，才开始求医治疗。手术解决了跟腱末端病变问题。游泳既能减肥，又对跟腱拉伤起到康复锻炼的作用。恢复过程虽然有反复，但日常生活基本能应付，如买菜、接送孙子上学等。

目前，患者基本恢复到正常水平的 90%。与大家分享这个病例，是想告诉大家，跟腱受伤并不可怕，只要接受合理治疗，完全能够过回正常生活！

◎病例2

这是一位右脚跟腱受伤的患者，下面听听患者怎么说。

我的右脚跟腱因为小时候运动受伤而变得有点"脆弱"。2017 年 2 月，在剑道练习的时候，不小心再次将右脚跟腱末端拉伤。幸亏得到运动医学医生帮助，才能很快恢复。

在康复的过程中，有一点儿心得，与大家分享一下。

正如医生所说，跟腱受伤是比较麻烦的问题，不仅对生活和运动影响较大，康复起来也比较慢。所以，要做到以下几点：

其一，就是要平心静气。切不可操之过急，先让伤处得到尽可能充分的休养。我当时因为工作正处于攻坚阶段，没办法好好休息不说，还得天天东跑西颠，所以自作主张地弄个单拐帮助分担伤处受力。同时按照医生建议，选择鞋底较厚、较软的鞋子。另外，我还在鞋子里额外垫上了一个硅胶软垫，利用抬高足跟的办法，减少受伤的跟腱拉伸。

其二，就是冰敷。用来减缓伤处毛细血管充血和体液淤积情况，有助于尽快消肿和止痛。按照医生指导，采用冰水混合冰袋的方式冰敷。这种方式不仅效果很好，还可以避免因冰块直接冷敷而导致冻伤。

其三，一定要做复健。个人认为，尽可能恢复到当初的状态，才算是把伤养好了。所以，我对复健环节也很重视。

按照医生的指点，待伤痛养好后，先进行双脚支撑的提踵练习：将脚跟抬起，缓慢下落，让跟腱逐渐适应受力。锻炼一些时日，感觉跟腱差不多了，再进行单脚支撑的提踵练习。这种练习平时坚持做，还可以增加跟腱的韧性。

另外，还可以适当做拉伸训练。

方式一：手撑着墙，弓步，后腿绷直，脚跟别离地。自我感觉小腿肌腱有牵拉感即可。坚持 30 秒后放松。

方式二：手撑着墙，弓步，后腿膝盖弯曲，脚跟别离地。自我感觉跟腱有牵拉感即可。坚持 30 秒后放松。

上述两种方式每天做 3 次，有助于增加小腿肌腱和跟腱的受力。

其四，运动中的保护。毕竟跟腱受过伤，不可能像没受伤前那么皮实，所以等重新开始运动后，为了保护相对脆弱的跟腱，我按照医生的建议，在运动时，用运动胶带沿着小腿肌腱和跟腱两侧，从膝盖窝开始向下粘，一直绕过足跟，贴到脚心。这样，在运动时就额外多出两股外力，帮助跟腱分担力量。

其五，建议平常运动时，一定要选择适合脚型、鞋底软且厚的运动鞋。

 跟腱炎和胃炎的奇妙关系

接下来分享自己接触过的一位跟腱炎患者，听听他的故事吧！

2006 年，我无明显原因出现双侧足跟后方疼痛，位于足部与鞋后帮接触部位。在当地医院就诊后，被告知患了跟腱炎。

跟腱炎严重影响了我的正常走路和工作，疼痛难忍。于是四处求医，一般的诊所只给开了一些消炎镇痛药。吃药后，疼痛稍微缓解，不吃药就继续疼痛，所以需要长期服用。开药时，医生并没有特别强调大量吃消炎镇痛药可能导致胃炎等问题，所以一直服药 2 年。

2008 年 5 月中旬，我的左脚跟腱断裂，且无明显诱因。在当地医院做了手术缝合，术后仍须服用消炎镇痛药。此时医生提醒说：消炎镇痛药会刺激肠胃，需要饭后服用。经过 2 个多月的服药治疗，我左脚的疼痛感消失。然而，没做手术的右脚跟腱每天还是疼痛难忍，为了能回到工作岗位，只能继续服用消炎镇痛药。考虑到药物的副作用，我又托人买了一些中成药胶囊，但同样是服药就不痛，不服药时走路就痛得很厉害，所以不得不每天吃镇痛药，又吃了 2 年。

2010 年春节后，由于胃部疼痛难忍，到当地医院就诊。医生让我做胃镜，结果出来，被告知患了"萎缩性胃炎"。医生明令禁止吸烟、喝酒，但我从来没有抽烟、喝酒的习惯。医生得知我长期口服镇痛药物而导致萎缩性胃炎后，告诫一定要重视，如果不注意，可能会发展成胃癌。之后，给我开了摩罗丹和胃复春。我只吃了摩罗丹，开始服用时很管用，但遇冷后还会复发。

在此之前，我真的没想到，脚后跟还会跟胃的健康扯上关系，这明明是八竿子打不到的两个部位呀！

所以，自从得知患有胃病后，我就不再吃消炎镇痛药了。2014 年，开始采用小针刀治疗跟腱，但是效果不好，最多能好转 1 个月左右，然后复发，而且效果越来越差。

2015 年春，我感觉小针刀不起作用，而且治疗时很痛，所以开始去当地诊所进行局部封闭治疗。但最多也就维持了 4 个月左右，然后再次发作，效果也越来越差，直至完全没有效果。

2016 年春，我到运动医学科找医生就诊，医生建议进行微创跟腱手术治疗。整个过程非常顺利，术后严格按照医生要求进行康复。目前，我的跟腱已经恢复到受伤之前的状态，虽然不敢肆无忌惮地运动，但一般的跑跳走路已经完全没有问题了。

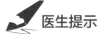 **医生提示**

　　这位患者的亲身经历告诉各位患者朋友，跟腱炎并不可怕，但一定不能耽误。越耽误，后面的事情越麻烦。要尽量到专业医院找专业医生看诊，这样不仅少花钱，更能减轻痛苦，早日康复！

运动·健康·生活

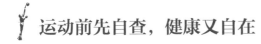

运动前先自查，健康又自在

体育锻炼可以起到强身健体、延年益寿的功效，也有助于个人心态、精神品质的塑造。因此，从很小的时候开始，"加强体育运动，增强人民体质"就一直是我们的口号。然而，近年来不断出现的中学生、大学生在运动中猝死事件，无疑为这一口号蒙上了一层阴影。

下面就传授给大家一些运动前自查的方法，帮你规避可能存在的健康风险。

1. 脉搏自查

脉搏是反映人体健康状况最简单的指标。相传，从汉代开始，中国人就已经掌握了把脉问诊的方法。现代医学认为，成年人的安静脉搏与心率基本一致，每分钟 60 ～ 100 次，因个体差异而异。静坐时，脉率通常为每分钟 60 ～ 80 次，且搏动规律有力。一般来说，运动员的脉搏速率比常人慢，可低至每分钟 50 次以下。若安静时出现心动过速（每分钟 100 次以上）或脉率不规则的情况，则需要终止运动计划，查找原因。

2. 血压自查

血压也是常见的描述身体状况的重要指标。一般来说，人体的静息收缩压为 12 ～ 17.3kPa（90 ～ 130mmHg），舒张压为 8 ～ 11.3kPa（60 ～ 85mmHg），两者的差值为脉搏压，又名脉压。正常的脉搏压为 4 ～ 5.3kPa（30 ～ 40mmHg）。若静息收缩压 ≥ 18.6kPa（140mmHg）或舒张压 ≥ 12kPa（90mmHg），即为高血压。反之，静息收缩压 ≤ 12kPa（90mmHg）或舒张压 ≤ 8kPa（60mmHg），即为低血压。长期运动者的血压呈理想血压值（正常血压值区间），大大降低了患心血管疾病或代谢性疾病的风险。高血压会导致血管壁长期处于高压状态，此时运动会加剧压力值，诱发破裂的风险。若运动前发现静息血压处于正常值的高值区，即 18.6kPa（140mmHg）左右，或出现高血压状况，应暂停运动，找心内科大夫就诊，查找原因。

3. 心跳声音自查

用听诊器听自己心跳声音时，会听到坚定有力的"嘭嘭"声。若"嘭嘭"声之间和之后出现了其他异常声音，统称为心脏杂音。心脏杂音分为生理性和病理性两种。一般来说，青少年运动员较常出现生理性杂音，也就是正常生长发育过程中，心脏还未发育成熟时所出现的杂音。这种杂音不影响运动训练。但若成年人心脏出现杂音，需要加以重视，并及时就医。

4. 心律和心率自查

心律是指心脏跳动的节律，心率是指心脏跳动的次数。一般来说，比较常见的心律异常有心律不齐和期前收缩（也称早搏）两种。正常人的心律是均匀的，若静息均匀呼吸状态下心脏出现不规则的跳动频率，则可认为是心律不齐。若有心律不齐，一般需要找内科医生看病。

以上就是运动前的自查环节。这样的自我检查应当经常进行，以保证运动员和锻炼者处于一个比较好的身体状态。

◎运动量多少才合适

大多数人会或多或少参加体育锻炼，但因为都有自己的工作，一般选择业余时间进行。如果运动过少甚至不运动，可能会造成健康状况下降。如果运动过多，又可能引起工作时精力不足、疲劳甚至困倦，降低工作效率。

所以，根据人体运动能力积累和疲劳消除的原理，临床上叫作"超量恢复原理"，一般 2 ～ 3 天进行一次强度适中的有效运动是比较合适的。也就是说，一周进行 2 ～ 3 次中等强度的运动（比如一般会让身体感觉比较累的运动量）比较合适。

◎什么是有效运动

运动员通常会用运动后的心率等指标来衡量运动强度。但对于普通人来说，并不是每次都很方便测量心率及其他指标，所以，可以把疲劳感作为一个指标。只有达到一定的疲劳，我们的运动系统才能得到真正锻炼。当然，疲劳程度也不能过大，否则恢复时间太长，会影响其后 1 ～ 2 天的精力，同时也容易造成运动损伤。

运动达人必须知道的 PRICE 原则

对于运动达人来说，在尽情享受运动快乐的同时，难免会遇到一些小麻烦，如崴脚、肌肉拉伤、关节劳损等。运动时稍有不慎带来的损伤，影响的不仅是心情和运动效果，处理不好，可能引起大毛病。所以，掌握运动损伤的基本应急处理方法非常重要。

网络上推介的处理方法纷繁复杂，真遇到紧急情况，一着急就什么都想不起来了。所以，下次遇到问题，你只需要想起一个词：PRICE！没错，就是"价格"的英文单词。P-R-I-C-E 就是伤害发生后要做的 5 件事。

1. 什么是 PRICE 原则

PRICE 原则是公认的急性运动伤害标准处理法。伤害发生后 48 小时是伤害处理的黄金期，有效的措施可以帮助降低损伤、控制出血、止痛、消肿，并加速愈合。

PRICE 分别代表：P（Protection），保护；R（Rest），休息；I（Ice），冰敷；C（Compression），压迫；E（Elevation），抬高。

2. P-R-I-C-E，伤害处理五步走

第一步：保护。运动伤害发生时，无论是肌肉拉伤、关节扭伤或出血、脱臼甚至骨折，首先必须立即停止活动，保护受伤部位，避免造成二次伤害。同时向周围人求助，帮助自己转移到运动场地外的安全区域。

第二步：休息。休息是运动伤害保护所必需的重要步骤。休息不仅指受伤后立即停止运动，同时也要求恢复期内拒绝进行激烈运动。受伤之后，只有充分休息，才可以保护肌肉、关节、跟腱和其他组织。任何看似微小的损伤，若不进行休息和处理，都会导致大范围恶化。

第三步：冰敷。冰敷可以起到止血、止痛、缓解肌肉痉挛、减少细胞坏死

的作用。方法参照第 76 页冰敷方法。

第四步：压迫。压迫可以帮助减轻肿胀，减少内出血，减缓伤口发炎，并减少组织液渗出。压迫可持续24～48小时，最有效的办法就是缠绕弹性绷带，以包扎压迫受伤处。这里要特别注意的是，避免绷带缠绕过紧，如果感觉有跳动感，或者很勒，影响到血液循环，应立即解开绷带，重新包扎。

压迫和冰敷是可以同时进行的，也就是用绷带把冰袋包裹在伤处进行冰敷压迫。

第五步：抬高。就是指抬高受伤部位。抬高处理其实是借助重力作用，帮助聚集在受伤部位的组织液回流，从而减轻肿胀和疼痛。受伤后48小时内将受伤部位抬高，使其高于心脏，下肢受伤也应尽量使受伤区高于臀部，持续的时间越长越好。

受伤后的一两天，拉伤或扭伤等较轻的症状就可以缓慢恢复。但是采用PRICE 原则处理后，如果疼痛或肿胀不见好转甚至加重，或者皮肤的颜色或感觉出现异常，应立即就医检查治疗。

普通人与运动员的差距在哪儿

出门诊或跟需要手术的患者谈论病情时，经常会遇到这样的问题："×× 运动员是不是也得了这种病，为什么他那么快就上场比赛了。""×× 运动员受伤后不是也没有休息，还在继续比赛，我为什么就非得休息。""×× 运动员受伤后没手术，为什么我需要手术。"

其实，患者有这样的疑问是很正常的。但我经常告诉大家的一点是，千万不要拿自己跟运动员比，因为普通人和运动员之间，尤其是职业运动员，有着巨大的差异。这些差异导致同样的疾病在这两个人群之间，处理的方式可能存在明显不同。这是客观存在的事实，普通人不能仅靠主观感觉或者自己了解到的一点点运动员的治疗信息就套用在自己身上。这样不考虑客观实际的思维方式，往往会给普通人带来非常不好的后果。

　　简单给大家总结几点运动员和普通人（包括半专业运动员）的区别，给不太了解相关情况的人提个醒！

　　职业运动员与普通人的最大区别就是他们是"职业"的，且以此为生。面对高强度的训练和比赛，在一定程度上说，作为职业运动员的他们别无选择。而普通人则不同，他们有自己的工作，运动只是一种娱乐方式或生活方式的一部分。也就是说，面对伤病，普通人可以选择更合理的休息和治疗，在客观上也有条件这样做。

　　职业运动员通过超出常人的高强度训练和比赛，可能会获得高额回报，这与他们的付出成正比，他们为此也付出了一定程度的健康成本，因为只有冒着这种风险，才能获得一般人得不到的成绩和报酬。而普通人则不同，主要依靠自己的工作获得报酬，即使在运动方面取得非常好的成绩，也不会给他们带来巨大的额外报酬，甚至可能因为没有及时接受合理的休息和治疗，影响正常工作。显然这是非常不理想的结果。

　　职业运动员，尤其是中国的职业运动员，平日的主要生活就是训练和比赛。他们为取得良好的比赛成绩，每天都在训练自己的肌肉力量、身体柔韧性、身体协调能力、平衡能力等。同时，还承受着比赛、比赛成绩和收入带来的心理压力。长此以往，他们便具备了比普通人强很多的心理承受能力及强健的身体条件，而普通人很难达到这种状态。所以，在运动强度较大的情况下，普通人更容易受到运动损伤的侵袭。

　　职业运动员通过长期的训练和比赛，以及相关运动知识的学习和实践，对自身的解剖结构、功能状态及伤病防治有相当的了解。在运动损伤的预防方面，显然会比普通人更有经验。

　　通常职业运动员背后都有一个强大的医疗康复团队，给予他们身体和精神方面的支持。中国职业运动员通常都有自己的队医团队，几乎每天都能得到较好的康复、放松、理疗等治疗。必要时，专业医院的运动医学及其他相关科室的专家也会为他们提供及时、有效的医疗帮助。这也是普通人无法具备的条件。

　　综上所述，普通人与职业运动员在运动条件方面有着巨大的差异，这也就会造成同样的运动损伤在两类人群中选用的治疗方式有所不同。作为体育爱好者的普通人，一定要放松心态，认清形势，不要与职业运动员比高下。

要时刻记得，运动是一种为我们业余生活增加乐趣和健康的美好方式，千万不要本末倒置。

胖人关节受累多

身高 1.82m、体重 100kg 的孙先生，从不认为自己是个胖子，一直认为自己就是"壮"。其实，在别人眼中，他应该是个十足的"胖子"。

孙先生平时很少参加运动，单位没有电梯，要天天爬 5 楼，每天最少上下 3 回。

2011 年 11 月 25 日，孙先生左膝突然不能弯曲，用力着地的时候会产生强烈痛感，不能正常行走。其实，在膝关节疼痛难忍的前几日，他的办公室搬家，搬新铁皮柜子，一天上下楼 7 趟。由于他体重较重，加上平时不运动和突然的劳累，对膝关节磨损很大，成为左膝发病的诱因。

2011 年 11 月 30 日，他到北京一家三甲专科医院就诊，大夫进行了一系列细致的检查后，确诊为"髌骨软化"。

"您的这个病很典型啊，从不运动，体重又重，突然进行高强度的工作，膝关节肯定是吃不消的。"大夫一边写着病历一边笑着说，"这就好比年久失修的楼梯，突然来了一大群人跑着上楼，一下子就塌了一样。可以说您这个是典型的身体出现了典型的病。"

与以往就诊经历不同的是，这次看病并没有就此结束，这位主治大夫给孙先生介绍了就诊后的康复方法以及治疗膝关节的注意要点。

每日进行静蹲训练和股四头肌肌肉力量训练，大夫当场做了示范。叮嘱孙先生每次练习后，涂抹外用药膏进行止痛，效果应该不错。

时间快进到两个月后，孙先生按照主治大夫的治疗方法，按时吃药，按时锻炼，摆正心态，积极恢复。这里虽然只是简单的一句话带过，但是对于减重加康复的孙先生来说，此处可以略去 5000 字……

2012 年 2 月 13 日，孙先生开始上班，每日还是爬 5 层楼到办公室，每日最少 3 趟，膝盖情况基本良好。不仅如此，他还收获了减重后的好心情。

大家都知道，肥胖跟高血压、糖尿病、冠心病等有密切的关系，但它跟关节健康尤其是负重关节健康的关系，大多数人都没意识到，等到发现错过了最佳治疗时机才后悔，往往后果难以逆转。

负重关节主要指髋、膝、踝等。人在行走活动时，负重关节几乎一直承担着体重，持续受到数十千克的压力。健康的关节可以帮助我们承受自己的标准体重。然而，一旦体重过重，负重关节受到的压力就会大大增加，尤其是弯曲负重或者运动的时候，例如爬山、上下楼、蹲起、反复蹦跳等情况下，关节表面负责承受重量的软骨结构就很容易受到过度挤压。一旦作用在软骨上的压力超过它所能承受的极限负荷时，就可能造成不可逆性的损伤，从而引起疼痛，导致关节功能受到限制，最终影响生活质量。

这种负荷极限，对于标准体重的人是相对不容易超过的，而对于肥胖的人群，相对要容易发生得多。临床上最常见的可能就是膝关节骨关节炎的病人了，他们大都是相对肥胖的中老年女性，再加上家务劳动较多、骨质疏松等因素的影响，更容易患上这种疾病。因此，要想降低患这类疾病的风险，就要注意自己的体重。

晨跑、夜跑，哪个更好

1. 晨跑的优缺点

晨跑能让人从一夜的睡眠中清醒过来，并维持全天的良好身体状态，清空思绪，开启一整天的创造力，这可能与跑步带来的内啡肽释放有关，会给身心带来平和、安静和清新。另外，选择晨跑的人肯定没有时间睡懒觉，所以在一定程度上改掉了睡懒觉的坏习惯，也提醒你要按时吃早饭。但晨跑也会带来一些坏处。

(1) 早晨是一天空气中二氧化碳浓度最高的时间段，这个时候进行晨跑，尤其是空气质量不好的时候，相对容易引起呼吸系统疾病。

(2) 晨跑时，心率和血压的提升比任何时候都要快，会对心脏产生负担，尤其心血管系统有异常的人，有时候容易导致猝死。

(3) 如果空腹或者高强度晨跑的话，容易引起低血糖，尤其对于本身有糖尿病的人来说。但也不能吃得太多后进行晨跑，尤其是剧烈运动，否则容易增加胃肠道负担，引起相应疾病。所以，最好晨跑前补充点能量，晨跑后记得再吃点早餐。

(4) 早上身体血液相对比较黏稠。建议晨跑者不要忘了喝杯淡盐水或者清水，稀释一下血液浓度。

2. 夜跑的优缺点

(1) 夜跑可以让人更加放松，缓解忙碌一天之后的压力。

(2) 傍晚氧气含量较多（当然不是半夜），相比早晨空气质量较好，选择在这个时间段跑步，对身体健康更有利。

(3) 夜跑有利于减肥，因为晚上是人体新陈代谢旺盛的时候，这对脂肪消耗很有利。

(4) 夜晚的不安全因素相对于白天会更多，尤其是公路或者野外跑步，所以夜间跑步更容易发生意外。因此，夜跑要选择有光亮且安全的地方，最好结伴夜跑。

此外，夜晚不仅温度低，而且刮风的频率也比较高。跑步出汗后，皮肤毛孔都是打开的，这个时候频繁地吹风，容易生病。因此，夜跑要注意保暖。晚饭后尤其是饱食后 1～2 小时内不宜跑步，否则可能会引起消化不良，甚至引发肠胃炎和阑尾炎。

3. 跑步者须知

(1) 选择晨跑者，如果时间允许，尽量在早上 6:00～8:00 进行跑步。记得跑步前补充一点儿糖分，比如一杯蜂蜜水。

(2) 选择夜跑者，尽量在夜晚 10 点前结束锻炼，留足洗澡和休息的时间，避免睡前太过兴奋，导致睡眠质量不高。

(3) 无论晨跑还是夜跑，首先要观察环境和空气是否适合跑步，且跑步不要超过 1 小时，并以中低强度为主。

当心膝前痛

你是否因为膝前痛而跌倒过？或在进行活动时老是担心出现疼痛？也许你试图忽略它，希望它自行消失，却无济于事！

很多喜爱运动的朋友都有这样的体会，运动过度之后，会明显感觉膝关节疼痛不适。实际上，疼痛很难局限在某一个部位，以"膝关节前方"多见，也就是我们所说的"膝前痛"。

膝前痛是膝前部疼痛情况的总称。最常见的膝前痛其实是髌骨软化或者软骨损伤。髌骨即膝盖骨，位于膝关节前方，股骨的下端前面，是人体最大的籽骨，包埋于骨四头肌腱内，为三角形的扁平骨。底朝上，尖向下，前面粗糙，后面为光滑的关节面，即关节软骨，就是我们煮大棒骨时圆的骨头头部表面灰色的脆脆的那层东西，有 1～2 个硬币的厚度，与股骨的关节面（关节软骨）相对应，形成关节面，参与膝关节的构成。

髌骨的作用：可以保护膝关节，避免骨四头肌腱对股骨髁软骨面摩擦，传递股四头肌的力量，参与构成伸膝装置。能够维持膝关节在半蹲位的稳定性，防止膝关节过度内收、外展和伸屈活动，还具有车链作用，增加膝关节旋转能力。

膝前是膝关节慢性疼痛中最常见的部位，通常表现为上下楼时酸痛乏力、下蹲后站起时痛、膝前出现弹响、交锁卡压等症状，伴有不同程度的膝关节肿胀和大腿肌肉萎缩。

疼痛肿胀与活动关系密切，通常在活动后加重，休息可缓解或部分减轻。有些还与天气变化有关。部分患者有明显的膝关节扭伤或碰撞损伤病史，或剧烈活动、长时间长距离行走、爬山运动和外出旅游史。有些并无明显病因或诱发因素。部分发病与所从事的职业有关。女性患者还与内分泌系统变化有一定关系。这种膝关节慢性疼痛容易被当作类风湿关节炎、创伤性关节炎或老年性骨关节炎诊断治疗，治疗效果不佳甚至无效。

跑步引起的膝前痛，最常见的是髌骨软化或者髌股关节软骨损伤。如前所述，这是最常见的损伤形式。人体的髌骨股骨关节面承受着运动时的强大负荷，尤其在屈膝发力时，髌股关节承受压力可达到体重的 3 ～ 5 倍。长期反复的运动刺激及一些轻微的急性创伤，日积月累，造成该部位关节软骨慢性损伤。除有膝前痛的表现外，通常在髌骨下极有敏感压痛点，研磨髌骨与推挤髌骨引发或加重疼痛等。

治疗上，可先进行保守治疗，制动休息或减少活动，局部按摩热敷，服用活血化瘀药物。亦可进行物理治疗，如微波、红外线等。日常活动中，要注意避免爬山、负重蹲起等对关节刺激较大的运动方式。

要想膝盖损伤小，跑步去处要选好

有的朋友跑完步会感觉膝盖受伤，发展到上下楼梯都会痛，平时走路也会有轻微疼痛。这是什么情况？

依据临床经验看，跑完步出现膝关节疼痛，很可能是运动过度造成的滑囊炎或软骨损伤造成的滑膜炎。这些病症通过合理的休息，99% 的人都会在 6 周至 3 个月逐渐康复。其间注意不要过度活动。

要想减少跑步对膝盖的损伤，就要挑选最适宜跑步的场地。

1. 室外专用塑胶跑道

学校操场或运动场，通常会使用人造橡胶铺筑而成的塑胶跑道，其硬度介于公路和草地之间，并且平整、防滑，无疑是最理想的选择。

2. 草地、泥土地

在这类地面上跑步，对膝盖的压力较小，但是对于肌肉的力量要求比较高。更主要的是，一般草地或沙土地的表面不太平整，很可能导致崴脚的情况发生。

3. 水泥地、柏油路

研究表明，在硬路面上跑步，会让跑步者更倾向于大幅度地弯曲关节。这对于腿部肌肉力量正常的人来说，并不会带来更高的损伤膝盖的风险。相反，人体会通过调整自己的跑步姿势，以适应周围环境的变化。如果平时锻炼少，则不建议直接在硬地上进行长跑，因为这的确可能引起关节软骨等的损伤。

另外，众多运动伤害的发生，并不是由于场地原因，而是跑者跑步前没有做好热身运动，或者非要超越自身能力，一下子运动强度过大。所以，最重要的还是应该量力而行，才可以通过运动健身，而非伤身。

当心，跑步也能跑"骨折"

最近碰到一位美女，她本来就比较苗条，身高 168cm，体重 60kg，按照 BMI（身体质量指数）＝体重（kg）／身高²（m²）的公式计算（正常值为 18 ～ 25），她一点儿都不胖。但 1 个月前，她为了减肥开始跑步，每天跑 5km，连续跑了 2 周。

听到这里，大家一定认为她体能不错，因为只有每天坚持长跑锻炼的人，才能连续坚持这么长时间。

其实不然，她跑了 2 周之后，膝关节开始疼痛且逐渐加重，也不敢跑步了，后来甚至发展到走路都很困难的地步。为此，患者马上到医院就诊，MRI 结果显示：胫骨 1/2 面积骨挫伤。简单点儿说，就是接近骨折的骨头损伤。

怎么会出现这种情况？究其原因，就在于这位姑娘原本从来不跑步，没有任何跑步基础，因为减肥才开始跑步，而且对自己"下手够狠"，一下子每天猛跑 5km。

普通人运动时，会把疲劳作为衡量指标。只有达到一定的疲劳程度，我们的运动系统才能得到真正锻炼。但是，疲劳程度也不能过大，否则恢复时间太长，会影响其后 1～2 天的精力，同时也容易造成运动损伤。

病　历

主诉及现病史：

从来不跑步，1 个月前要减肥，所以开始跑步。每天跑 5km，连续 2 周。结果膝关节疼痛。去澳大利亚旅行，发现走路都困难。其他医院让做关节镜手术治疗。

既往史：

无。

查体和专科情况：

磨髌阴性。胫骨平台前方压痛阳性。膝关节无明显肿胀。

辅助检查：

MRI 结果：胫骨 1/2 面积骨挫伤，其他无明显损伤。

诊断或印象诊断：

右膝胫骨大面积骨挫伤。

所以，这位跑步造成骨挫伤的姑娘，损伤与突然运动、运动量过大有关。医生给出的意见是：适度休息 2 个月，自然会好转。日后一定要注意运动量和遵循循序渐进的锻炼原则。

这里也提示大家，一定要制订适合自己的锻炼计划，把握好量和度，才能使运动真正起到最佳的效果。

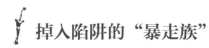

掉入陷阱的"暴走族"

王女士因为左膝盖内侧疼痛难忍，影响正常走路，于是来到运动医学门诊就诊。检查后发现，她才四十多岁，竟然得了左膝关节的骨关节炎。一问原因才知道，原来都是"步数排名"惹的祸。为了保持一年以来微信运动排名第一的成绩，她每天坚持走2万步。半年前，开始偶尔出现疼痛，她觉得是步数不够多造成的，于是有时候走得更多。但这一次，实在是因为膝盖肿胀难忍，严重影响正常走路，才不得不来到医院。

同时，我的一位男性朋友，赵先生，五十出头，每天快速步行20km，还穿插进行其他体育运动。很多人都告诫他应该"悠着点，否则关节会有大问题"。但自上中学起就坚持体育锻炼的他，一直有着一副"铁膝盖"，基本没怎么明显疼痛过。

为什么两个年纪相仿的人，活动量也比较接近，却有着截然不同的"命运"呢？这还需要从医生给他俩进行的专科临床体格检查的结果以及他们的体育习惯谈起。

在检查过程中，我发现两位有几个显著性差异：

1. 王女士身高165cm，体重75kg（体重指数27.55，属于超重）；赵先生身高175cm，体重75kg（体重指数22.86，属于正常体重）。

2. 王女士髌骨上方10cm处的大腿周长39cm，赵先生50cm（这个数据代表大腿肌肉的发达程度，一般来说，中年女性平均43.2cm，中年男性平均45.3cm）。

3. 王女士每天除了走路，几乎就是坐在办公室工作、开车以及做家务；赵先生每天除了走路（上班都是步行），每周还进行两次球类运动，即使长时间办公，也会经常起来活动。

我想，大家了解了他俩的差异，大概就明白怎么回事了吧。王女士体重超重，大腿肌肉力量不足，平素除了步行，几乎不进行体育运动。而赵先生则正好相反。

现在日益增长的健康需求，让人们不约而同地把目光集中到了"锻炼"这个词上。然而，有些人为了微信运动排名成为"暴走一族"。其实，单纯的步数多少，并不包含运动强度。研究发现，运动对健康的益处，很大程度上依赖于运动强度。而运动强度很重要的参考指标，是运动后每分钟心率的提高幅度。例如一个 45 岁的中年人，平时心率 70 次 / 分，如果运动时心率可以达到 130 ～ 140 次 / 分，并且维持一定的时间（应以身体可以耐受为限度），基本可以判断他的运动强度足够了。但是，步行的运动强度很低，绝大多数步行，即使中等强度甚至是一般的快速行走，并不能引起身体良性的应激反应，实际上对健康没有太大的意义。

对于身体锻炼来说，步数增多并不等于锻炼量提升，更谈不上"质"的变化。这个数据，充其量只能作为在朋友圈互相聊天的谈资，不可过于当真。

究竟每人每天应该行走多少步，才能达到既健身又不伤害身体呢？没有人去真正研究过，因为每个人身体条件不同，不能按照同一个标准来制订运动方案。运动量不足和运动过量很常见，走多少步需要因人而异。

王女士的大腿周长明显低于正常中年女性的平均水平，说明她的肌肉能力远远不能满足其运动需要。而赵先生虽然每周运动强度挺大，但关节一直保持健康，其中非常重要的一点儿就是大腿肌肉力量的保障。正像大家常看的 NBA（美国职业篮球联赛）那些肌肉男一样，强健的肌肉，能够很好地保护全身关节，延长关节的使用寿命。

因此，无论我们处于什么年龄段，相对于技巧性和能力要求很高的那些体育项目来说，平素多进行关节周围肌肉力量的练习，显然是个相对简单而且重要的选择。而且，人从中年开始，就逐渐进入"走下坡路"的状态，肌肉组织逐渐开始流失，临床上称为"肌肉衰减综合征"或者"肌少症"。

一般来说，抗阻运动是锻炼肌肉力量最常用的方式，例如借助沙袋、弹力带、哑铃等常见的运动器材进行肌肉抗阻练习，或者根据自身情况，采用更专业的健身运动器械进行肌肉力量练习，都是很好的选择。

根据自身条件，选择适合自己的运动方式。例如，对于平时很少运动、体重又偏重的人来说，应该选择相对缓慢、轻松、关节负重少的运动方式，像游泳、骑车、慢跑等，都是比较好的运动。而且，在运动初期，运动时间一定不要太长，要坚持"循序渐进"的原则，从相对简单的运动，逐步过渡到相对复杂的运动；从运动量较小的运动，逐渐过渡到运动量较大的运动。

大多数中等以上强度的运动，例如跑步、球类、器械健身等，基本可以使自己的心率得到有效提高，起到很好的锻炼效果。一般来说，这些强度较大的运动，每周进行 3～4 次，每次 1～2 小时，就足以保持运动状态，使身体的运动机能不断提升。如果喜爱马拉松、超长距离游泳、高强度越野跑等超高强度运动，则每次运动完，应该给身体足够长的休息时间，一般是 3～7 天。其间可以每隔 1～2 天进行适量的器械健身、慢跑、其他有氧运动等低强度运动，让身体状态得到充分调整。如果暂时只能从事低强度运动，要想保持身体运动状态，则需要每天 1～2 次才行。

另外，要想保持关节健康，还有一个非常实用的小技巧分享给大家：学会区分"疲劳"和"疼痛"，它们都是大自然赐给我们身体的"礼物"。

运动健身没有一劳永逸的方法，需要长期坚持，不断突破自己。如果身体还未出问题，就把疲劳当成身体出了问题，很难达到健康的目的。辨别身体是否真出了问题，需要区分疲劳与疼痛。其实，人类应该很庆幸，因为人体能够感知到这两种不同的感觉，让我们能够及时地感受到它们的存在，并加以区分。因此，我们应该学会利用这两种信号，达到锻炼身体和预防损伤的目的。

短时间内大量运动，可能会出现乳酸堆积的现象，让人产生"疲劳"的感受。这是一种正常的生理现象，并不一定产生损伤。一般乳酸需要 3～7 天慢慢消退，这时身体出现"酸"的情况，并不代表有损伤。如果休息 3～4 天酸痛感消退，就可以继续保持运动强度；如果身体酸痛 1 周仍未改善，那下次的运动量就要相应减少。要给予身体适当休息的时间。健步走作为一项运动量较小的锻炼，不易受伤。运动健身前，最好多了解自己的身体状况。锻炼后感觉身体很"酸"，有时可能只是正常的乳酸堆积所致。

对于疼痛，我的理解是，生物体对于外界或体内异常刺激的保护性反应，这是生物的正常机能。顺便提醒大家，请不要自己随意服用止痛药物。应该在疼痛发生后，立刻给身体适度的休息时间。如果伴有肿胀，应该即刻开始冰敷，或者尽早找相关专业的医生就诊，在医生的指导下进行合理的治疗和康复。

到底该不该戴护膝

有人说膝盖最怕冷，天凉就得戴护膝。可又有人觉得戴护膝勒得慌，那护膝到底该不该戴呢？

其实，膝关节非常容易受凉。因为膝关节腔很大，不像踝关节那样较小；膝关节腔又很浅，不像髋关节非常深。尤其是老年人，准备一副护膝有时候是非常有必要的，这样能避免因受凉而引起膝盖损伤。戴一副保暖型护膝，是老年人保护膝关节的一个简便有效的措施，特别是对于已经患有骨关节炎的中老年人，要格外注意膝盖保暖，避免处于潮湿的环境。因为关节的疼痛往往和天气变化、潮湿受凉有关，尽管这种关联强度不是很大。

但是，有一点儿要跟大家强调一下，膝关节从来没有任何不舒服且长期坚持运动的中老年人，最好不戴护膝。因为长期使用护膝，会降低膝关节周围大腿肌肉对于运动的适应能力，就像永远在父母保护下的孩子不会成长得特别完美一样。只有明显感觉到冷，以及关节有明显不适或者膝关节有轻度损伤、尚处于恢复期进行运动时，才需要护膝的保护。

不少年轻人觉得戴护膝太老派了，而且也没有用。膝盖不疼的年轻人到底用不用戴护膝呢？

答案是：肯定不用！

尤其是膝关节没有受过伤的，肯定不用戴护膝。只有在受伤以后，膝关节有点滑膜炎时，如果怕冷的话，护膝可以起到保暖作用。

对于运动型护膝，也建议在腿部受伤的时候戴，平时生活中最好不要戴，要不然可能会使自己的膝盖产生依赖，肌肉会出现一定程度的失用性萎缩，反而不利于膝盖健康。

长期戴护具，或者只要一运动就戴护具，可能会影响肌肉发挥正常功能，使肌肉力量下降。更重要的是，可能会影响人的本体感觉功能的发挥，尤其是忘了戴护膝或者长时间戴护膝后，反而在做一些常规运动动作时，更容易出现膝关节损伤。

得了骨关节炎，还能不能愉快地运动

世界卫生组织（WHO）称骨关节炎为"不死的癌症"。目前，全世界有3.6亿人患骨关节炎。70岁老人的骨关节发病率达80%～90%，远超过心血管疾病的发病率。目前，我国60岁以上老年人中，有50%以上患有这种病。

有的患者朋友觉得，患上关节炎本来就感觉膝盖特别僵硬，走路时还会有些痛，再不多动动，岂不是更僵！所以就忍痛加大运动量。其实，这是普通人经常犯的一个错误，关节炎产生的僵硬并不是运动越多越好。

◎ 膝关节炎患者该如何运动

锻炼股四头肌，促进膝关节周围组织的血液循环，是膝关节炎患者最应该做的。

股四头肌是人类大腿最重要的肌肉群。首先，它不但负责走路、上下楼、蹲起等动作时的主要力量，还负责膝关节的稳定性，尤其是髌骨和膝关节的稳定性。其次，如果股四头肌出现明显萎缩，最常见、最重要的是内侧头（股四头肌分为4个头，即内侧头、外侧头、中间肌和股直肌），很可能导致膝关节平衡、力量、髌骨稳定性等多方面的功能失衡，进而导致膝关节退行性改变（就像提前变老了一样）及其他诸多相关疾病。

所以，维持股四头肌的正常肌肉状态和力量是非常重要的。普通人应该经常练习，以维持日常生活所需要的如上下楼、蹲起等正常功能；患膝关节疾病的人，更应该多加练习，增强膝关节的保护能力和运动功能，促进膝关节损伤的恢复。

股四头肌肌力抗阻练习，主要有以下 3 种方式：

(1) 直抬腿：躺在床上（一定要躺着。如果坐着练习，腰部很容易受伤），在踝部绑个沙袋，重量可以根据自己的力量和感觉确定，没有固定要求，一般 1 ～ 3kg 即可。伸直位将整条腿抬起，使腿与床之间的夹角在 30° 左右为最佳。保持 5 秒，然后放下 2 ～ 3 秒，如此反复。每天做 3 ～ 4 组，每组练习的有效指标是肌肉感觉足够疲劳了，就可以休息 1 ～ 2 分钟，然后重复。进行直抬腿练习时，避免大腿外侧过度收缩。

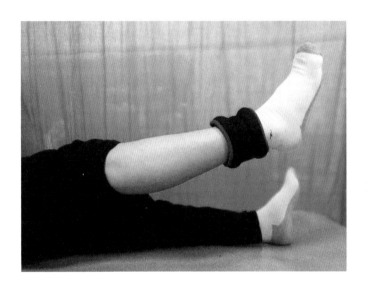

扫描二维码
观看直抬腿动作视频

直抬腿

(2) 伸膝抗阻：坐在床边或者椅子上，踝部绑上沙袋。从放松的屈膝位一直用力，直到伸直膝关节为止。当然，最重要的练习股四头肌内侧头的有效活动范围，是在接近伸直的 30° 内，所以如果重点练习内侧头，则主要练习最后 30° 即可。练习要求同上述的直抬腿。

扫描二维码
观看伸膝抗阻动作视频

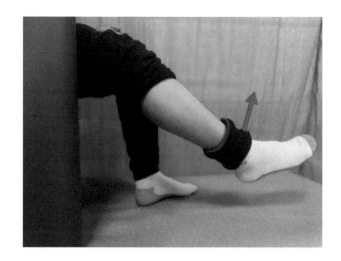

伸膝抗阻

(3) 静蹲练习：最常用且可操作性强的就是静蹲练习。参见第 50 页图和说明。

医生提示

　　静蹲练习不是每个人都适合，一般只适合于中青年人。膝关节有明显疼痛的中老年人就不适合练习静蹲，因为下蹲时难免膝关节前方压力增加，对于已经损伤的软骨是非常不利的。

打篮球时，如何避免受伤

　　打篮球的对抗性强，也正是这种在激烈对抗中表现出来的技术和战术，赋予篮球运动旺盛的生命力，吸引了众多球迷的目光，但身体的碰撞自然免不了意外伤害。此前 NBA 的著名运动员科比、姚明、麦蒂……近期又出现了汤普森、杜兰特……很多球星因为场上的伤病不得不休息数月，甚至断送了职业生涯。下面跟大家谈谈因打篮球引起的常见损伤以及如何预防这些损伤。

1. 膝关节急性和慢性损伤——尤其韧带损伤多见

篮球运动有一个特点——防守滑步。滑步的时候处于半蹲位，膝关节弯曲，长期左右滑步易使关节面磨损，侧副韧带松弛。另外，反复起跳、落地对膝关节也有很大冲击，尤其是起跳瞬间，膝关节要承受2～3倍的体重重力。在这种情况下落地不稳，或者过人动作不慎、急起急停等动作失控，都特别容易引起韧带损伤，甚至多发韧带断裂。

◆预防

充分热身，尤其在冬天。可以在球场上慢跑2～3分钟，让体温升高，此时关节腔内的润滑液分泌会逐渐增多。否则，润滑液少，关节就易受损。还可做些肌肉拉伸，比如扩胸、体侧、压腿等动作，让肌肉、韧带充分活动开。争抢和变向时要集中精力，多注意对方运动员的位置和动作，减少不必要的冲撞。

2. 踝关节急性扭伤

投篮起跳时，场上所有队员的目光都往上看，落地时很容易踩在别人的脚上，其结果是一方的脚趾被踩，另一方可能就是踝关节扭伤。轻者肌肉损伤，重者关节韧带撕裂，当时关节就会出现红肿、疼痛。

◆预防

(1) 选择专业的篮球鞋，这种鞋子的前掌外侧加宽，增加了脚底面积，可以防止踝关节外翻。

(2) 脚踝关节戴上弹性绷带或护踝，尤其是踝关节经常受伤的人更要注意。

(3) 加强踝关节的肌肉、韧带力量，可以做站立时踮脚或直膝跳跃练习。

(4) 起跳下落时，要把屁股撅起来，靠着背后的人，腿尽量向前一点儿落地，上身前倾，保持平衡。这样也适合把球抱在怀里，避免被人抢走，上篮落地也不太可能踩到别人的脚。

3. 手指戳伤

经常打篮球的人几乎手指都被戳伤过，不是关节变形就是弯曲，这种损伤与传球、接球技术动作不当有很大关系。这种损伤经常导致关节囊或者韧带挫伤甚至撕裂。

◆预防

接球时掌心对球，手指向上。如果用掌心相对的姿势去接球，手指刚好指向飞来的篮球。两掌之间的距离掌握不好，篮球就会戳伤手指。

4. 肌肉断裂

对肌肉施加快速的力量（屈、伸、提足跟等），常会导致肌肉纤维或是肌膜的一部分发生断裂，引起内出血。尤其是跟腱，是篮球运动中最常见的损伤之一。打篮球也是最容易引起跟腱断裂的运动之一。

◆预防

练球前，将身体各部位的肌肉揉一揉，舒松一番，尤其是肌肉坚硬者，忽冷忽热的季节更要特别注意。在跳跃尤其是抢篮板时，切勿过度用力或者失去平衡，而且尽量减少身体前倾时用力，因为这时候特别容易引起跟腱过度受力而断裂。

5. 打篮球也要多个心眼

(1) 佩戴护具。打篮球很容易关节受伤，比如膝关节、腕关节、指间关节。所以，打球时佩戴护具，不是为了拉风，而是为了保护自己不要受伤。

(2) 挑好天气。打篮球，天气既不能太热，也不能太冷。太热身体容易透支，太冷身体活动不开，容易磕磕碰碰。所以，室内篮球场是最好的，不过是要收费的，大家拼一拼也没有多少钱，总比受伤要好。

(3) 避免被抓脸。在内线防守时，进攻的人经常会被3秒区里张牙舞爪的手抓伤脸。因此，不要总是往篮下扎堆，尽量在外线跑跑，内线没人了再进去。

(4) 远离"不良分子"。有些打球的人经常犯规，遇到这样的人要躲得远远的，以免被暗算，轻者打个趔趄，严重的会摔伤，甚至韧带撕裂。

做好七件事，避免运动后腰酸背痛

肌肉慢性酸痛是肌肉慢性损伤形成的。一般认为，结缔组织（就是我们常说的软组织）异常是引起迟发性肌肉酸痛的最大原因。因此，做到以下几点，有助于避免运动后的肌肉酸痛。

1. 热身运动

运动前做好充分的准备活动，像低强度的有氧运动和低负荷的重量训练，能使肌肉活动部位的关节放松，加速血液回流。还要适当地伸展活动肌群（运动中主要用到的肌肉群）。

2. 循序渐进

运动负荷、运动时间要采用循序渐进的方式，不要超过个人的能力范围。

3. 避免陌生运动

对于不熟悉的运动项目，中老年人应尽量避免参与，除非有教练指导，否则易出现肌肉酸痛或运动伤害。

4. 避免过度运动

不少人平时很少运动，偶尔运动一次，要把自己累得不行才觉得"过瘾"，这样第二天难免腰酸腿痛，甚至引发肌腱撕裂、软骨损伤等严重的运动损伤。所以，不常运动的人，运动量要适可而止。一次大量运动，不但不能达到锻炼的目的，反而对身体有害。

5. 放松运动

从事剧烈运动后的放松运动是非常重要的，尤其是配合活动部位的伸展，可促进回流，有助于减缓甚至避免肌肉酸痛的发生。运动后，可躺在海绵垫或藤垫上休息片刻。平躺时，脚放置的位置应略高于头，或是与头的高度持平。切不可躺在有水汽的地上，那样不利于汗液排出。休息片刻后，可进行上下肢肌肉和关节牵拉，时间为 3 ～ 10 秒，可进行几次，有利于下肢血液回流心脏。

6. 规律性运动

运动贵在长期坚持，且有规律性。不仅能锻炼身体，还可以提高身体耐受性，减少肌肉酸痛和运动损伤的发生。

7. 口服维生素 C

维生素 C 有促进结缔组织中胶原合成的作用，有助于加速受损组织的修复和缓解酸痛。经常参加运动的人比普通人更需要补充维生素，这是因为充足的维生素供应，不仅能提高运动效果、预防运动性疾病，还能使肌肉得到充分的恢复和休息。

维生素 C 参与肌肉组织的生物氧化过程，促进物质代谢等，对提高机体的运动能力有重要作用。

慢性腰痛的肌力锻炼

1. 出现过腰痛吗

以笔者的诊疗经验，如果在大街上随机抽样询问这个问题，相信大多数人的回答是肯定的。因为腰痛极其常见，尤其是 40 岁以上的中老年人。下面给大家看个 X 线片，就知道我们的腰如果不注意保护和锻炼会是什么样子。

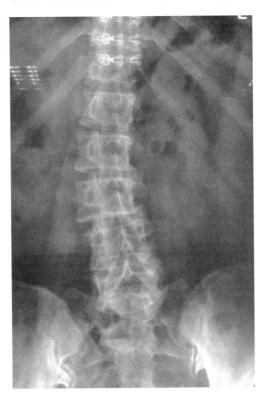

腰椎侧弯

（这是一个受损扭曲侧弯的腰椎，正常腰椎X线上的脊柱骨骼应该是从上到下一条直线贯穿，而这个人已经形成显著的向左侧弯曲的形态。）

2. 腰痛通常由什么原因引起

最常见的原因恐怕要数腰肌急性扭伤、腰肌劳损、腰小关节脱位、腰椎间盘膨出或者突出、腰肌筋膜炎、腰椎棘上或者棘间韧带损伤等症状了。别看腰部会得这么多种疾病，但不用太担心，因为除了比较特殊的或严重的情况，这些病绝大多数是可以自我预防和治疗的。

(1) 基本原则：下面给大家介绍一些比较容易掌握的与腰痛相关的自我保护和治疗知识。在具体介绍之前，先强调几个至关重要的基本原则。

①治病要治本。要尽量避免腰痛的发生，或者说少做引起腰痛的动作。只

有去除了诱因，才能从根本上治疗腰痛。否则，医生恐怕只有变成神仙，才能把你的腰痛治好。

②平时要加强保护，也就是加强相关肌肉尤其是腰背肌肌肉力量练习，以增强腰部对外界负荷或者刺激的抵抗能力，这样也可以减少腰痛的发生。

③腰痛发生时，一定要适当合理地休息，可以平卧或俯卧，让损伤的组织得到足够的休息，疾病才能很快康复。

④千万不要随便找经验不足的按摩师进行力量较大的推拿按摩，容易出现疼痛加重甚至病情加重，造成严重后果。

(2) 防治知识：掌握了以上原则之后，下面给大家介绍一些基本防治知识。

①腰痛的诱因：弯腰搬重物、长时间弯腰刷牙或者洗衣服、长时间坐着工作（例如使用电脑）等。

②腰痛的预防：尽量避免以下情况的发生：其一，搬重物应该先蹲下来，然后再搬起；其二，洗衣服、长时间工作，应该经常起立活动一会儿，如工作半小时，应该有 5 分钟左右的活动时间。当然，坐姿也非常重要。坐姿不好，对腰的损伤也会比较严重。

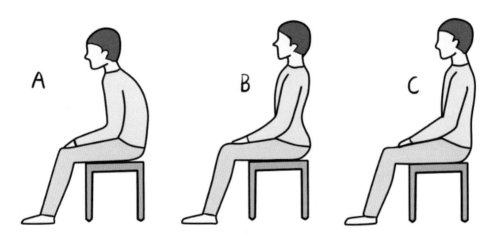

坐　姿

以上 3 种坐姿，只有 C 是最好的。长时间面对电脑工作的时候，最好采用下面图示的坐姿。

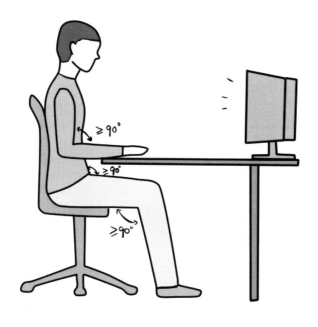

最好的工作坐姿

③相关肌肉力量练习：主要包括腹肌和腰背肌的力量练习。因为这两组肌肉是一对拮抗肌（就是一组从前面支撑身体，另一组从后面支撑身体），两者都需要有足够的力量才可以维持正常姿势。想一想，这些肌肉要为我们工作七八十年，不把它们锻炼得比较强壮，怎么能正常地为我们服务那么多年呢。

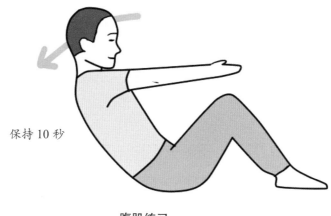

保持 10 秒

腹肌练习

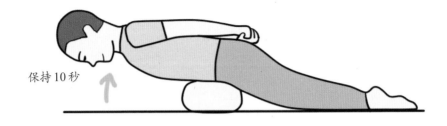

保持10秒

腰背肌练习

以上这些动作的练习原则，就是要反复（一天4～6组，每次练习至疲劳为一组）和坚持（每天一次或者隔天一次练习）。

如果能做到以上这些注意事项，基本上可以保证腰部健康。

肩颈疼痛，动起来

颈肩膀痛是临床常见的病症。多数是由于长期伏案工作引起的，同时又缺乏适当锻炼。如果长期不注意，很有可能演变为颈椎间盘突出等慢性不可逆病症。所以，这里教大家一些简单基本却非常重要的颈部肌肉力量练习方式，可以减少颈肩痛的发生。

基本锻炼原则如下：

(1) 全面肌肉力量练习，即颈部前后左右的肌肉都应该练习。

(2) 抗阻练习：最简单的是将双手握在一起，放在额头或者枕后。最好还能将单手分别放在头部两侧，进行抗阻力量练习。

前方肌肉抗阻练习和后方肌肉抗阻练习，可以按不同的角度进行，即低头或者仰头做类似的抗阻练习。也可以用别的东西替代手，尤其是对于肩关节、手等有问题，达不到对抗力量的患者。

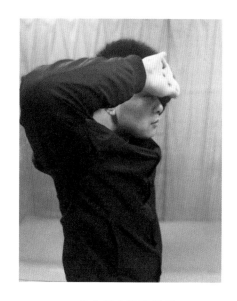

前方肌肉抗阻练习

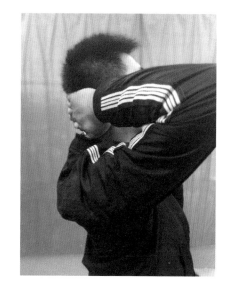

后方肌肉抗阻练习

(3) 不同角度的练习：因为维持姿势的肌肉的"溢出效应"，一部分肌肉只能负责一定角度内的工作，只有多角度练习，才能让所有肌肉得到比较完全的练习。

(4) 重复多次练习：只有重复多次练习，才是有效的。一般原则是练习到疲劳算作一组，组间休息 1 ～ 2 分钟，重复 4 ～ 6 次。每天坚持练习，或者至少隔天练习 1 次，才能保证练习效果。

解读疼痛

疼痛，是医生和患者每天都会遇到的问题。对于疼痛的理解，以往的观点有很多值得探讨和改正的地方。

1. 疼痛的意义

疼痛，实际上是生物体对于外界或体内异常刺激的保护性反应，是生物的正常功能。它有如下几个非常重要的意义。

(1) 告诉我们的大脑及其他神经系统，身体受到了不良刺激的影响或者威胁，需要做出保护或者反应。

(2) 给我们的机体及神经系统留下一个"很不舒服"的记忆，让我们不要忘了以后要避免再受到相同或者类似的刺激。

(3) 疼痛的持续存在，告诉我们这种不良刺激没有完全消除，或者因其带来的危害尚未完全消失。

(4) 疼痛没有完全消除，提醒我们的身体还需要进一步合理休息和康复。

2. 有关疼痛的结论

基于上述这些情况，我们可以得到以下几个非常有意义的结论。

(1) 不要过分担心疼痛的发生。因为它通常只是一个保护性的提醒，只要重视和分析它，就有利于找到病因所在，并加以解决。

(2) 不要轻易选用比较强力的止痛药物，从而影响原本身体存在的保护机制，失去疼痛对我们的重要"提醒"作用。

(3) 在疼痛还没有完全好转的情况下，不要过早地进行正常活动。因为我们的机体很可能还没有恢复正常，还不能像以前一样正常地接受外界的刺激或者抵抗外界的打击，从而导致疾病迁延不愈，甚至加重。

(4) 在疼痛还能耐受的情况下，根据专业医生的建议，进行其他部位的合理代偿性练习，常常可以起到促进伤病尽早恢复，同时又避免加重损伤的双重作用。

所以，不要自行随意服用止痛药物。疼痛发生后，应该尽早找相关的专业医生就诊，在医生指导下进行合理的治疗和康复。

扶拐脱拐，只在一念间

下面讲的也是一个真实病例。

门诊来了一位患者，拄着拐走进诊室，开门见山地问："医生，我这腿是不是没治了。将近 1 年了，不敢自己走，一点儿也不能弯，最多只能弯曲到 30°，严重影响我的生活，令人痛不欲生啊！"

医生按照往常程序，让他先躺在诊疗床上，并进行了仔细检查。检查中发现，患者的腿手术后恢复得非常好。

在此不得不提到之前来的一位患者，她踝关节手术后恢复得很好，但一直不敢下地走路，甚至连脚都不敢碰地。术后 1 年来复查时，还是女儿推着轮椅送她进诊室的。复查时，医生一再鼓励她自己下地走走看，最终帮助她克服了心理障碍，竟然当时就扔掉拐杖，直接走出了诊室。

医生感觉到这位患者的心理负担，先跟他随便聊了聊天，待他放松下来，才指导如何康复，继而鼓励他自己弯腿。没想到他主动弯腿竟一下子弯到 120°～130°，然后又兴奋地试了几次，没有任何不适感。

患者拄拐进来，然后高兴地脱拐走出诊室，临出门还跟我说："医生，原来我只需战胜自己内心的恐惧就可以了。"

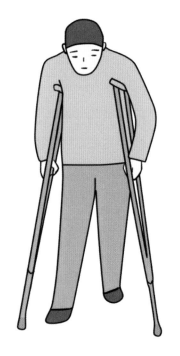

克服心理障碍前

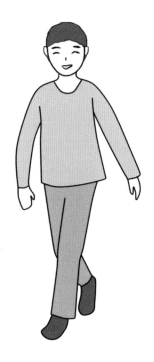

克服心理障碍后

的确，相信自己的身体，战胜内心潜在的恐惧，遵照医嘱，按照康复计划锻炼，就能收获健康。

正视人体的自愈能力

在门诊给患者看病时，逐渐"被"产生一种强烈的认识：在大多数患者的意识中，疾病需要药物来治疗，不给开药的医生通常是敷衍了事，不负责任。实际上，通过我的经历以及10多年的门诊经验，深刻体会到多数疾病都是可以自愈的，很多疾病根本无须用药。药物只适用于一定的范围和条件下，所以合理用药也是老百姓应该建立的观念。

小时候，我感冒常伴有高烧，爸妈常带我打青霉素。那时候完全不懂医学的我们觉得那是非常必要和重要的药。现在多数人已经知道，感冒基本都是自己好转的，症状严重的时候，用些药物对症处理就可以了，它们仅仅起辅助作用。

青少年时期注重锻炼以后，我的健康状况变得很好，极少生病。但成为医生以后，因为有一段时间很难规律作息和吃饭，得了胃溃疡，查出胃里面有螺旋杆菌感染，医生帮我开了"三联"药物，治疗2周后就基本痊愈。这是我印象中得到药物治疗作用最大的一次，也是唯一的一次。这种药物作用很像以前临床上常见的青霉素对于细菌的有效杀灭作用，这也是我认为最需要药物治疗的一种情况。但大家要清醒地认识到：如果治愈后仍然不能规律饮食，不注意保养自己的胃，胃溃疡复发基本上只是时间问题，在这点上，是没有药物可以起到预防作用的，还要靠健康生活方式来预防。

后来，有一次因为两天连续开了14小时左右的长途车，由于车档次较低，座椅没有腰托功能，导致腰椎间盘受损（以前我的腰就曾经有过不适，因为自己不太注意坐姿），难受了一个多月，右腿抬起来受到限制，做手术的时间都无法太长。我没有去拍片子或者做MRI，因为自己是搞骨科运动医学的，知道自己有些腰椎间盘膨出，并不是什么大不了的事情。只是从那以后，注意了坐姿，锻炼腰背肌，加强身体全面锻炼（我主要是靠打球），经过大概3年时间，才很少再感到腰痛。整个过程，我什么药物、仪器治疗都没用。因为腰痛带来的不适，我都可以通过一定的方法，例如休息、活动、注意不弯腰搬重物等进行调节，并没有觉得特别影响自己的生活。现在我依然经常开长途车，例如去年在欧洲，经常一个人连续开几天车，平均每天500km的路程，再也没有出现以前那明显的症状。

　　爱运动的人，运动损伤不可避免。很少在运动中严重受伤的我，竟然也在一次篮球比赛中，因为踩在别人脚上，扭断了踝关节的距腓前韧带。当时的症状是听见明显的撕裂声，伴有持续的剧烈疼痛和肿胀。2周以后，我的脚才能踩地走路，不再靠双拐了。受伤后，请同事帮我看了伤情，建议手术缝合，说松弛明显，韧带完全断裂。但我当时确实不知道这种损伤的严重性（接触这种伤的病人还不是很多），也根本不想接受手术，于是同事帮我打了石膏。因为3天后疼痛加重，无法入睡，而被迫拆除，改为双侧带夹板的支具保护，大概用了2个多月。那段时间，生活上的不便也给我增添了不少麻烦，但我还是坚持下来了。尤其不能停止的工作让我在数周内只能住在病房的值班室里。每天做手术时，踝关节的明显疼痛经常让我感到不适。做完手术，赶紧冰敷，抬高脚待着，这成了我那段时间的主要业余工作。伤后4个月，我觉得好得差不多了，尝试在几次慢跑无特别不适的情况下开始打羽毛球，但发现自己没有完全康复，脚踝前后方向上的不稳定，造成向前跨步时的剧烈疼痛，于是放弃了打羽毛球，只能跑步、游泳锻炼。一直到伤后大概10个月，才发现外踝肿胀几乎完全消失，逐渐可以恢复羽毛球这样的剧烈运动了。

　　30岁以后，我的运动量逐渐减少，发现自己更容易患上运动损伤性疾病。曾经先后出现了腕关节慢性损伤和手背部伸指肌腱的腱鞘炎，前者在很长一段时间内影响打羽毛球的挥拍动作和力量，后者则到现在还没有痊愈，偶尔用鼠标时间久了，还会明显疼痛。除了偶尔冰敷以外，我没有采用其他任何药物或者仪器治疗。因为以前多次损伤经验让我知道，它们根本就兴不起什么风浪，注意和适当锻炼就会大大减少它们给我带来的不适和对生活的影响。

　　上面说了这么多自己的经历，并不是说所有人跟我学就可以获得一样的结果。因为疾病是因人而异的，我只是想提醒诸位病友，其实很多运动损伤是可以自愈的，不要着急去干预和影响它的自愈过程，适当地注意和休息才是最值得坚持的治疗方法。药物和仪器治疗经常只是一种辅助方法，不要把药物作用看得过重，也不要觉得不开药的医生就是不负责任。我就经常只给患者开出"运动处方"，也经常把自己的经验告诉患者，供他们参考。

其实，被西方尊为"医学之父"的希波克拉底早在 2000 多年前就说过："人体的自愈力是治疗疾病真正的灵丹妙药。"德国国家科研机构也在 2001 年的一份研究报告中称，如果把能治愈疾病的物质都称作药的话，人体自身就可以生产 1 万多种药。

正视人体的自愈能力是每个人应该建立的观念，也不是只有我一个医生看到了这一点。希望通过我的亲身体验，告诉大家这些疾病根本不至于让我们过度紧张，合理的治疗完全可以使疾病最终得以治愈。别被疾病所累，生活也可以更加愉快。